以粥養生

清代名著《老老恆言》粥品精選，
保健防老，調養體質，活得快樂又長壽

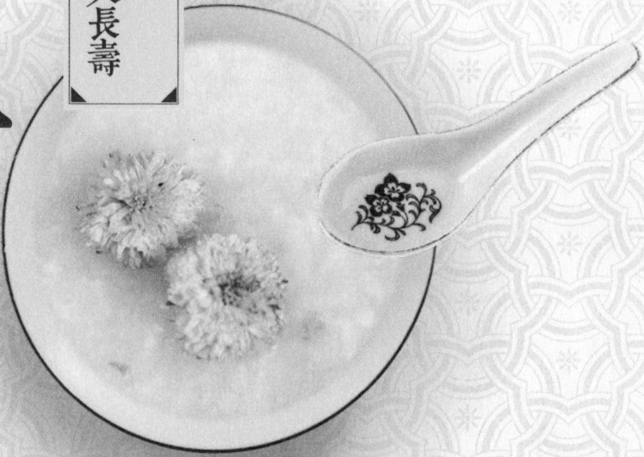

編著｜全方位保健推廣研究室
審訂｜陳玫妃 中醫師（靖妃中醫診所院長）

【審訂推薦】

聰明吃粥，有效養生

——靖妃中醫診所院長 陳玫妃

《老老恆言》是一部寫給中老年人的養生專書，由清朝曹庭棟所撰寫。書中講述了老人長壽之道，將養生具體思想與方法、精神情治的調理，導引從日常生活起居做起，被後世奉為長壽養生的聖經。全書共分五卷，其中卷五〈粥譜說〉收錄了一百道粥譜，顯示出曹庭棟非常重視兼顧脾胃，以及粥品的養生調理。

食粥養生自古以來在民間就相當普及，而《老老恆言》更是集粥譜之大成，商周出版這次特別精選其中八十道粥譜，融合現代健康觀點編撰寫成這本書，從粥的歷史開始做介紹，列舉粥在中醫學史籍當中的論述，歸納出養生粥為什麼能夠代代流傳，主要原因是——粥的食療功效，長久以來始終是受到肯定的。

粥在中醫認為是顧胃氣，可幫助身體的消化吸收。當一個人身體衰弱，消化機能也隨之變差，這時候若以養生粥來調理，一方面可顧胃氣，另一方面又可以調理養生。而且將粥用於扶正養生，所使用的食材非常平和，作法也很簡單。

本書開宗明義先教大家認識養生粥，在了解粥的歷史發展與功效後，接著說明粥的製作與食用要點，例如該如何選擇適合的米來煮粥；煮粥的水、火候及烹調方式，也會影響到粥的功效與味道，所有注意事項都有做詳細說明，讓大家知道要怎麼做才能將粥煮得好，而且又有養生的效果。

同時，書中也加入了許多現代煮粥器具和觀念介紹。以前的人都是用柴火來煮粥，而現代人有瓦斯爐、電鍋及電磁爐等，可以依照適合自己的生活方式去選擇，使得煮粥、食粥養生更為方便。

此外，對於粥譜用到的食材或藥材，不但以白話清楚解釋古書裡面的記載，還有現代藥理研究證實的效用說明，並加上產季、購買與處理方式和體質分類等各種資訊，讀者可參考後查找選擇適合自己的粥品，或依四季輪替、因時制宜的觀念來選粥。更貼心的是，書中還以症狀分類整理出【對症索引】，輕輕鬆鬆就能夠聰明吃粥，達到更佳的養生效果，實在是一部很實用的養生粥譜。

【編者序】

吃粥勝吃藥，香美又健康

——全方位保健推廣研究室

養生抗老是近年來的主流話題，不僅老年人關心注意，連熟齡（壯年）人士也都提早意識到要注意身體健康，以免文明病上身，預防保健的觀念日益抬頭。

不過，養生不但是要長期注意，更是需要耐心執行的工作，成功的基礎在於將養生之道轉變成生活習慣，才能持之以恆。其中包含飲食、作息、睡眠、運動等，而最重要的是——飲食。

「醫食同源」是老祖宗傳下來的智慧結晶，以往中國人在日常生活中仰賴天然食物的補益功效，達到補身抗老、輕身益氣、遠離疾病的目的，因此在研究養生保健同時，我們希望透過挖掘自古流傳的中醫藥學典籍，把經久不衰的養生智慧做系統化整理，找出順其自然、簡單自在的方式，幫助大家將養生之道落實於生活中，照顧好自己和家人的健康。而被譽為中國古代第一養生經典的《老老恆言》，正適合現代人的需求。

和其他養生書籍最大的不同在於，《老老恆言》不談標新立異的養生法，也不提珍稀名貴的大補名藥，作者曹庭棟（1700～1785）是清代著名養生學家，學識過人，著作多被收入《四庫全書》。據傳自幼體弱多病的他，博覽群書時總特別留意養生之道，在步入老年、經歷一場大病之後，他開始著手整理古今文籍，彙集各家養生思想，並結合切身經驗體會，編撰寫成《老老恆言》（又名《養生隨筆》）五卷，前四卷討論日常飲食起居及保健，第五卷彙整超過三百冊古籍精華，收錄了一百道養生粥譜，流傳至今日，被後世奉為「養生聖經」，是一本專為中老年人所寫的養生專書。

受到其中卷五〈粥譜說〉的啟發，我們開始進一步理解了「粥」的功效，在經過多方查詢與研究後，更訝異於食粥的益處，完全打破過去「清粥小菜」、「稀飯醬瓜」的刻板印象。原來先人認為「以藥治病，以粥扶正」，食粥能夠有效提升身體機能，增加免疫力，以粥食療在中國人的生活中早已扎下了根。

於是我們決定深入研究《老老恆言》所收錄的粥譜。因為它幾乎是「單味粥」，粥裡只放一種食材或藥材，一方面簡單好準備，不用擔心效果會衝抵，還可以觀察食用反應，判斷是否更換粥譜。累積更多經驗後，也可以嘗試做複方或調整口味。另一

粥譜結構

製作方法包含分量、烹煮順序、火候及時間等，非常詳盡

速見資訊一目了然

粥品名稱

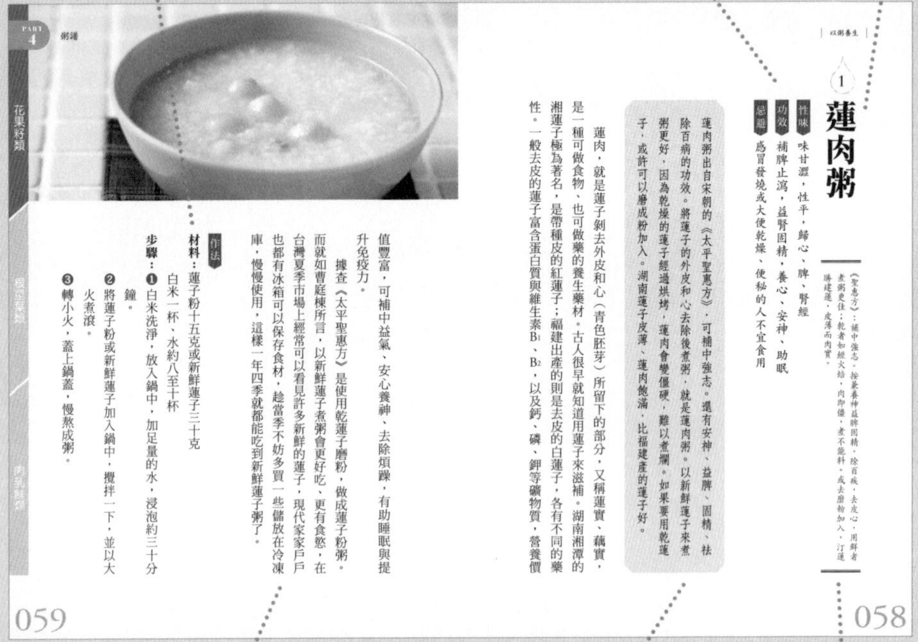

以粥養生

1

蓮肉粥

性味 味甘澀，性平，歸心、脾、腎經

功效 補脾止瀉，益腎固精，養心、安神、助眠

忌避 感冒發燒或大便乾燥、便秘的人不宜食用

《聖惠方》：補中強志。按兼養神益脾固精，除百疾。去皮心，用鮮者煮粥更佳；乾者如經火焙，肉即僵，煮不能料，或去磨粉加入，汀蓮勝建蓮，皮薄而肉實。

蓮肉粥出自宋朝的《太平聖惠方》，可補中強志。還有安神、益脾、固精、祛除百病的功效。將蓮子的外皮和心去除後煮粥，就是蓮肉粥。以新鮮蓮子來煮粥更好，因為乾燥的蓮子經過烘烤，蓮肉會變僵硬，難以煮爛。如果要用乾蓮子，或許可以磨成粉加入。湖南蓮子皮薄、蓮肉飽滿，比福建產的蓮子好。

蓮肉，就是蓮子剝去外皮和心（青色胚芽）所留下的部分，又稱蓮實、藕實，是一種可做食物、也可做藥的養生藥材。古人很早就知道用蓮子來滋補。湖南湘潭的湘蓮子極為著名，是帶種皮的紅蓮子；福建出產的則是去皮的白蓮子，各有不同的藥性。一般去皮的蓮子富含蛋白質與維生素 B_1、B_2，以及鈣、磷、鉀等礦物質，營養價值豐富，可補中益氣、安心養神、去除煩躁，有助睡眠與提升免疫力。

據查《太平聖惠方》是使用乾蓮子磨粉，做成蓮子粉粥。而就如曹庭棟所言，以新鮮蓮子煮粥會更好吃、更有食慾，在台灣夏季市場上經常可以看見許多新鮮的蓮子，現代家家戶戶也都有冰箱可以保存食材，趁當季不妨多買一些儲放在冷凍庫，慢慢使用，這樣一年四季就都能吃到新鮮蓮子粥了。

作法

材料：蓮子粉十五克或新鮮蓮子三十克
白米一杯、水約八至十杯

步驟：❶ 白米洗淨，放入鍋中，加足量的水，浸泡約三十分鐘。
❷ 將蓮子粉或新鮮蓮子加入鍋中，攪拌一下，並以大火煮滾。
❸ 轉小火，蓋上鍋蓋，慢熬成粥。

058 059

補充現代營養觀點與烹煮、食用相關資訊，例如食用時機、適合對象或食材選購等

白話詮釋古文粥譜，將較難懂的字詞換成現代說法，並解釋得更清楚，以深入了解先人用意

《老老恆言》粥譜原文，方便讀者對照參閱

個原因是古代方書多記載治病的藥粥，而《老老恆言》的粥譜則強調養生、補益，增強食用者的免疫力，只要依季節、體質或症狀選擇適合的粥品，早上空腹吃一碗，就能攝取到所需的營養素，長期下來自然能夠強健體魄，達到保健抗老、預防疾病的功效。

在編撰本書時，我們也嘗試煮給家中長輩食用，收到最多的回饋是：「沒想到單一味的粥，也能這樣好吃。」例如大棗粥與牛蒡根粥，色香味都俱全，入口香甜，幾乎不用調味；而地黃粥出乎意料地沒有想像中那麼中藥。也有長輩表示，「稀飯居然可以耐飽，讓我很訝異。」例如蛋白質豐富的鯉魚粥、豬肚粥，或者纖維質含量高的藕粥、小麥粥等，大家都覺得吃了腸胃很舒服，沒有負擔，感覺很有精神，而且還有年輕女性說早上起來排便比以往順利……養生粥的體驗讓大家對粥有了新的認識。

吃了一陣子以食物原味熬煮的粥後，我們發現口味似乎漸漸變得清淡，營養攝取均衡，也不會想吃太油膩的食物，這或許是意外的收穫，讓我們離健康養生更進一步。

【目錄】

根莖葉類

肉乳鮮類

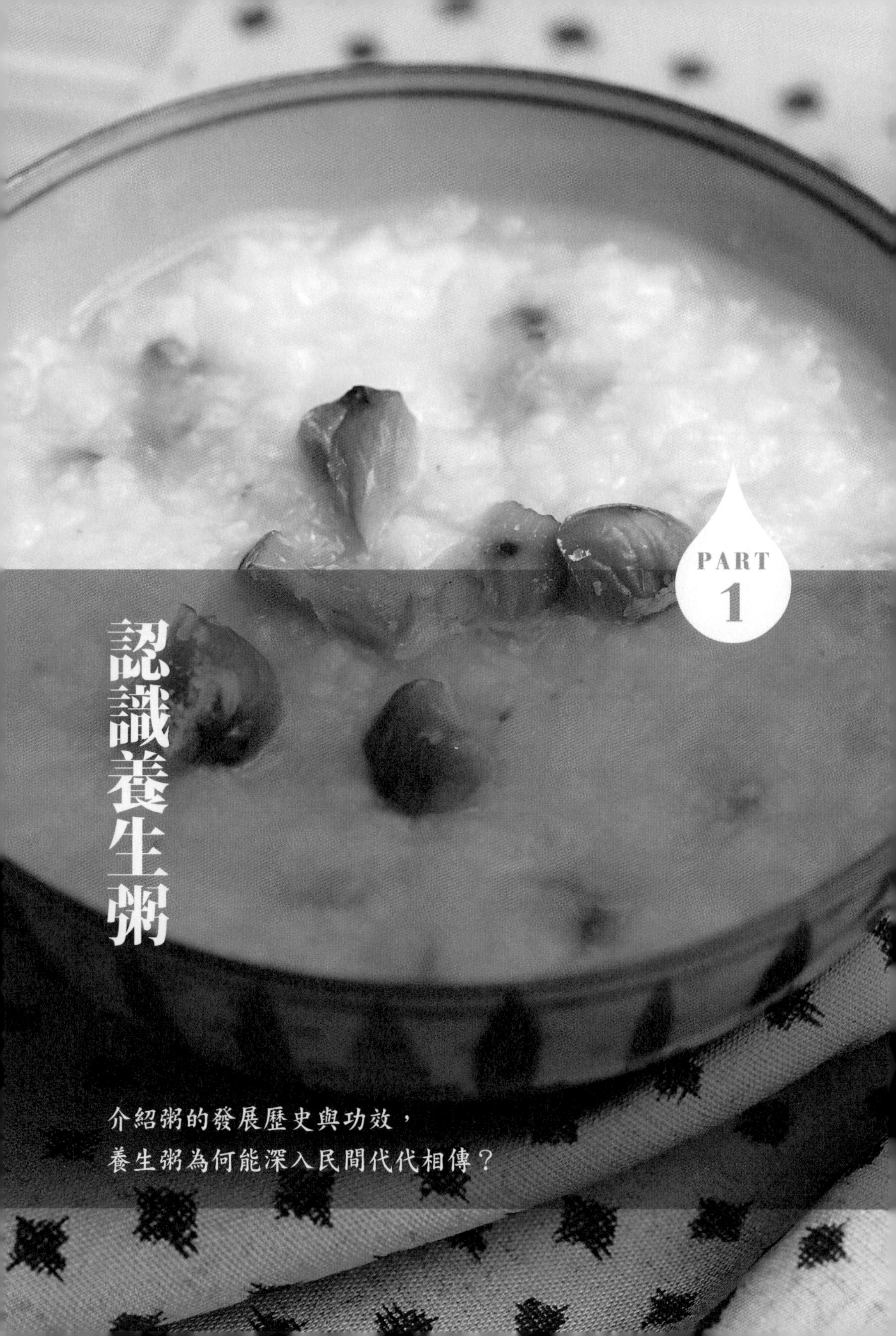

PART 1

認識養生粥

介紹粥的發展歷史與功效，
養生粥為何能深入民間代代相傳？

粥的歷史

粥，將米與水放入鍋中煮熟即成，看似是非常簡易而平淡的料理，卻有著悠久的歷史，翻閱各種經典，發現至少可追溯至五千年前。

從史書的記載中可以知道，在黃帝時期，人們就已經開始食用粥了；後經數千年文化流傳孕育，發展出各種變化，除了清粥外，還有藥粥、肉糜、鹹粥、八寶粥……等，材料不同，做法不同，呈現的滋味也不同。

因地制宜，因習慣而改變。古代文人雅士的詩詞文章中常提到粥，可見其普遍性。此外，粥在藥膳中更是佔有重要的地位，無論是吃慣大魚大肉的達官顯貴，或者習於粗茶淡飯的庶民，想要保健養生，幾乎都少不了粥品，因此，粥成為古往今來最普遍與方便的養生食品。

在《周書》中提到「**黃帝始烹穀為粥**」，由此可見粥與中華文化起源接近。而《禮記》記載：「**飢荒之年，天子以饘粥賑災救飢。**」又「**孝子三日不可舉火，由鄰**

里送糜粥給孝子，亦可充飢又能解渴。」也證明當時粥的存在無庸置疑，而且被認為是可以充飢的食物。

要了解粥的歷史，也可以從「粥」這個字著手。「鬻」（音同「住」）是粥的古字，更早之前是「[illegible]」，從形象來看，是以鬲（音同「立」），一種陶製的三角鍋具）來煮米，兩邊的弓，則是水蒸氣。鬲這種容器曾經在新石器時代晚期遺跡中被發現，可以推論在使用鬲的年代，人們已經以水與穀類煮成粥食用，這又是更早期的存在。

更有趣的是，在中國文字中，不同濃度的粥有不同的字來表示，如水多清淡稱「酏」（音同「宜」），濃稠的稱「饘」（音同「沾」），不濃不淡的稱「糜」等，對於粥的重視可見一斑，因而造就了豐富的粥文化。

所以，「粥」一點也不「簡單」呀！

迅速流行、代代傳承的養生藥粥

粥除了充飢解渴外，更重要且普遍的功能是用於藥膳食療。

粥在史書醫書中的身影

《史記・扁鵲倉公列傳》有一段故事提到了「米汁」，描寫有位司馬病了，身旁醫官判定活不過九日，而淳于意讓他將藥劑與粥一起服用，對症下藥治好了病人。史書中特別記錄「米汁」，表示粥在此事件扮演著重要角色。

中國傳統醫學非常早就知道食療的重要性，《內經》中提到：「**藥以祛之，食以隨之，穀肉果菜食養盡之。**」奠下了醫食同源的基礎。一直以來，民間就有依照四時節令吃粥的習慣，例如寒食節（清明節前一、二天與後一天），須禁火，此時就準備冷粥；臘月初八（農曆十二月八日）要吃臘八粥；夏日酷暑時吃清熱解毒的綠豆粥，秋季乾燥則吃些滋陰潤燥的銀耳粥。

最早將藥粥清楚訂為療法，並記載在經書中的是東漢張仲景的《傷寒論》，其中著名的有「桃花湯粥」、「白虎湯粥」、「竹葉石膏粥」等。

而唐朝有「藥王」之稱的孫思邈，承襲傳統中醫從《內經》以來便強調的「治未病」，防範疾病於未然，有如現代預防醫學的概念，以預防養生為目的，積極推廣食粥的習慣，因此在他所著的《千金方》中收錄許多粥品介紹，如「穀皮糠粥」可防治缺乏維生素B造成腳氣病，而補虛損的「牛乳粥」、去煩熱的「蘆根粥」、清熱止渴的「天花粉粥」也都是出於此書。

到了宋朝，官方編纂的《太平聖惠方》中記載藥粥一二九種，對於粥的重視不言而喻，而且藥粥在民間也被廣泛食用。

南宋詩人陸游活到八十多歲，他寫過一首膾炙人口的養生詩《食粥》：「**世人個個學長年，不知長年在目前，我得宛丘平易法，只將食粥致神仙。**」描述世人都追求長壽之道，他採用宛丘張來的方法，做法非常簡單，不需要花大錢，只要懂得吃粥，就能長命百歲了。透過詩歌，不但說明陸游為什麼能延年益壽，也為粥的養生防老功效做了最佳註解。

這位張來是北宋文人，蘇東坡門下四學士之一，他讓陸游如此推崇的養生法是：

「每日晨起，食粥一大碗，空腹胃虛，穀氣便作，所補不細，又極柔膩，與胃腸相得，與飲食之妙絕。」

用現代的話來說，就是早上起來，腸胃經過一個晚上的休息後，空腹吃下一碗粥，啟動腸胃機能，穀氣活躍於其中，相當補身。如配合中醫時辰養生理論，最適合吃早餐的時間是上午七至九點，這個時段是胃與小腸機能最佳的時刻，可充分消化吸收養分。

而至明朝李時珍的《本草綱目》，認為食物本身就能養氣、改善體質，累積記載了六十二種藥粥，多半著重於預防疾病、延遲老化等功能，包含「小米粥」、「糯米粥」、「黍米粥」、「梗米粥」、「粟米粥」、「秈米粥」等各種穀類粥品，還有雜糧果實也能入粥，如赤小豆、綠豆、玉米、薏仁、蓮子、芡實、栗子等。

粥為何有如此功效

粥，不過米水而已，雖然有的粥會放入一些其他食材，但為什麼有如此好的養生效果呢？

主要是因為身體虛弱時，消化機能也隨之衰退，食物以粥的形式食用易於吸收、養胃氣，而且與米一起食用，相輔相成，功能更好。

中醫的理論認為脾胃為後天之本，在處方藥劑時，要兼顧胃氣強弱來斟酌給藥；也認為脾胃功能無損，就不用太擔心疾病的預後，但如果脾胃不好，百藥難施，病體就難以康復。

此外，藥粥之妙，在於當搭配的處方峻厲，粥可以和緩藥力；而當處方和平，卻能加強功效。在醫書中可以看見有愈來愈多的藥粥出現，有如藥丸、藥汁，成為劑型的一種，功效卓著。

「以藥治病，以粥扶正」，對症下藥可以治療疾病，食粥能夠有效提升身體機能，增加免疫力。以粥食療，在中國人的生活中早已扎下了根，加上在日常生活中提到養生，必著重脾胃功能，使得藥粥發展愈來愈趨向於養生，致力健康，而非單一治病的目的。

各家粥譜所使用材料多以食材為主，溫和性平，養氣補身，且多為單純一味食材，安全性高，長期食用也不會有問題。這些食材平易近人，可依當季盛產食材做更替，作法十分簡易，當人們體驗到食粥養生的功效後，很快就普遍流行於民間。

到了清朝，對於粥的重視與普遍性更達到一個高峰，王士雄在《隨息居飲食譜》中提到：「**粥飯為世間第一補人之物。**」

而且除了食療之外，同時也注重美味。當時的粥譜多以各種營養價值豐富的食材入粥，講究食材勝於藥材，無論蔬果、五穀雜糧、山珍海味等等都有，尤其是在廣東一帶，可以見到各式各樣的粥品，直至今日廣東粥仍盛行各地。

《老老恆言》集粥譜之大成

而集食粥養生之大成者，以清朝曹庭棟最為人熟知。曹庭棟，字楷人，號六圃，自號慈山居士。他所編著的《老老恆言》又稱《養生隨筆》，雖名為隨筆，內容卻參考研究了三百多冊古籍，加上親自實驗與實踐，發現要延年益壽不必靠珍稀藥品，那些是生病才用來治療補養的，真正養生必須從每日的生活起居去調養。《老老恆言》內容實用，平易近人，根據書中養生之道，曹庭棟活到八十六歲，使得這本由作者身體力行的養生經典，因此更為人稱道。

在曹庭棟的觀念裡，養生之道在良好的生活習慣中。他認為「**脾胃為後天之本**」，十分重視脾胃的調理。人一旦「**飲食不節，脾胃乃傷**」，「**胃陽弱而百病生，脾陰足而萬邪息**」，飲食不但要控制量，還要注意冷熱，將這些觀念對照現代人的生活習慣，一切不言而喻。現代人由於生活壓力大，飲食不正常的人更多，腸胃疾病比例居高不下，健康狀況自然愈來愈糟。

為了調理脾胃，曹庭棟推廣食粥的習慣。《老老恆言》共分五卷，前四卷論飲食起居與保健，第五卷專門談論粥。他引述《華佗食論》中提到，食物要能被身體吸收，必須經過「三化」——第一化是「火化」，以火煮爛；第二化是「口化」，細嚼慢嚥，將食物嚼爛；第三化是「腹化」，即吃下去後仰賴消化道消化吸收。

當人年紀大，齒牙動搖，口化的能力減弱，脾胃消化功能衰退，腹化能力也變差，就需要多仰賴火化，將食物煮得軟爛一些，減輕牙齒與腸胃的負擔。

因此，曹庭棟的結論是「**粥能益人，老年尤宜**」，於一般人健康有益的粥，對老年人更有幫助。「**每日空腹食淡粥一甌，能推陳致新，生津快胃，所益非細**。」空腹時吃上一碗粥，能促進新陳代謝、脾胃機能順暢，對身體極有助益。不過，「**如雜以甘鹹之物，即等尋常飲食**。」他強調的是淡粥，不可搭配其他菜餚，否則就如同一般的飲食。

由於重視食粥，《老老恆言・粥譜說》蒐集整理了一百種粥品，其中有十四種是曹庭棟自創，提供養生防老的人做為參考。他將粥分為上、中、下三品——氣味輕清、香美適口為上品，稍微差一點的為中品，味道重濁的為下品。本書精選其中八十種，去除不合時宜的食材，並且為了方便查找，改以食材種類分類，承襲粥譜的傳統基礎，以現代觀點轉換重現。

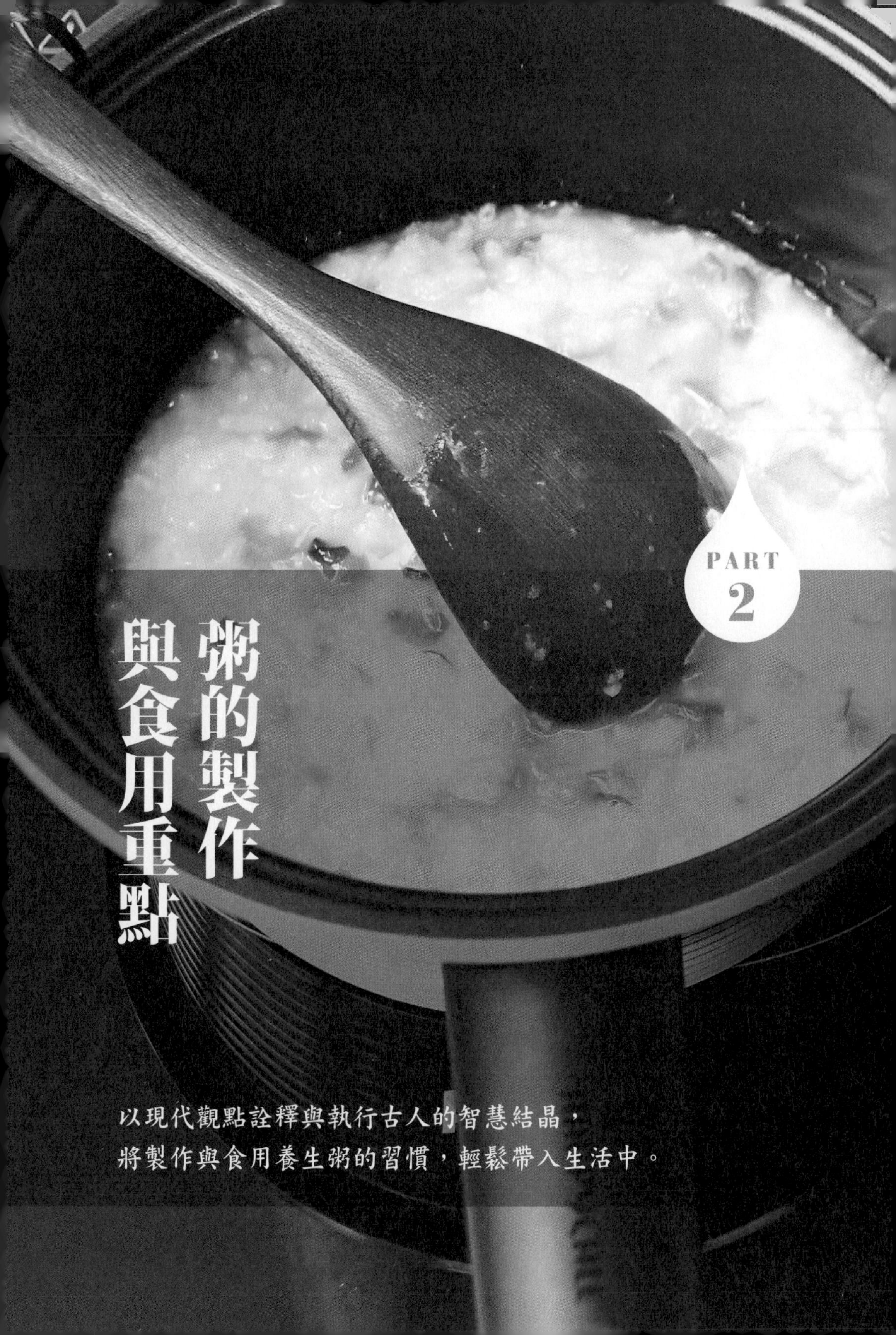

PART 2

粥的製作與食用重點

以現代觀點詮釋與執行古人的智慧結晶，
將製作與食用養生粥的習慣，輕鬆帶入生活中。

擇米第一：米的選擇

從《老老恆言》中可以看出，曹庭棟對於粥的製作非常講究，除了功效外，更在乎口感風味，最好是兩者兼顧，因此，他挑選了調養功效佳、適口性也佳的一百種粥譜編列於書中，並在〈粥譜說〉開宗明義提出養生粥製作原則：「**擇米第一，擇水第二，火候第三，食候第四。**」只要掌握這四項重點就能以粥養生。

中國人最重視人體內的精氣，五臟的健康影響精氣，精氣的盛衰形於臉色，這些都是大家耳熟能詳的說法。而「精氣」二字都從米，精氣來自於米穀，米的攝取對於生精益氣非常有幫助。曹庭棟強調養壽慎藥，以補藥來補氣，不如以米補，米最安全也最有效。

《本草綱目》中提到有關米的特性，認為煮飯應該用陳倉米，也就是我們所說的舊米，原因是老年人吃新米不好消化。但曹庭棟提出自己的看法，表示雖然有這樣的考慮因素，但新米的滋潤香甘是舊米比不上的，所以想要享受口福，適量食用新米還是可以的。而且新米氣味芬芳，有開胃作用，煮粥用新米，不僅味道好，吃起來也舒服，難怪白居易會說：「**粥美嘗新米**。」

常見的米種

一般人日常煮粥要選什麼米呢？每種米都各有千秋，如沿襲曹庭棟書中的精神，一般養生不必特別強求，只要好吃順口，日常生活所使用的米即可。尤其台灣米，種類多，品質佳，用來煮粥滋味一定好。以下介紹幾種常見穀類，提供大家參考：

粳米：就是台灣日常食用的主食蓬萊米，一般稱白米，好吃又容易消化，是最常用來煮粥的米。《本草綱目》中提到：「**粳米粥，利小便，止煩渴，養腸胃**。」粳米味甘性平，具有補中益氣、健脾和胃的功效。

秈米：台灣一般稱為在來米，味甘性溫，可溫中益氣、除濕止瀉。在來米直鏈澱粉比粳米含量高，GI（升糖指數）值較低。煮熟後，沒有黏性，口感硬，適口性差，近年來已經很少當作主食食用，大多磨粉製作糕點，如蘿蔔糕、粄條等。

糯米：又稱江米，味甘性溫，溫脾暖胃，益氣止瀉。糯米吃起來黏性大，不易消化，腸胃不好或脹氣的人避免食用。如果要以糯米煮粥，洗淨後浸泡時間要拉長，或

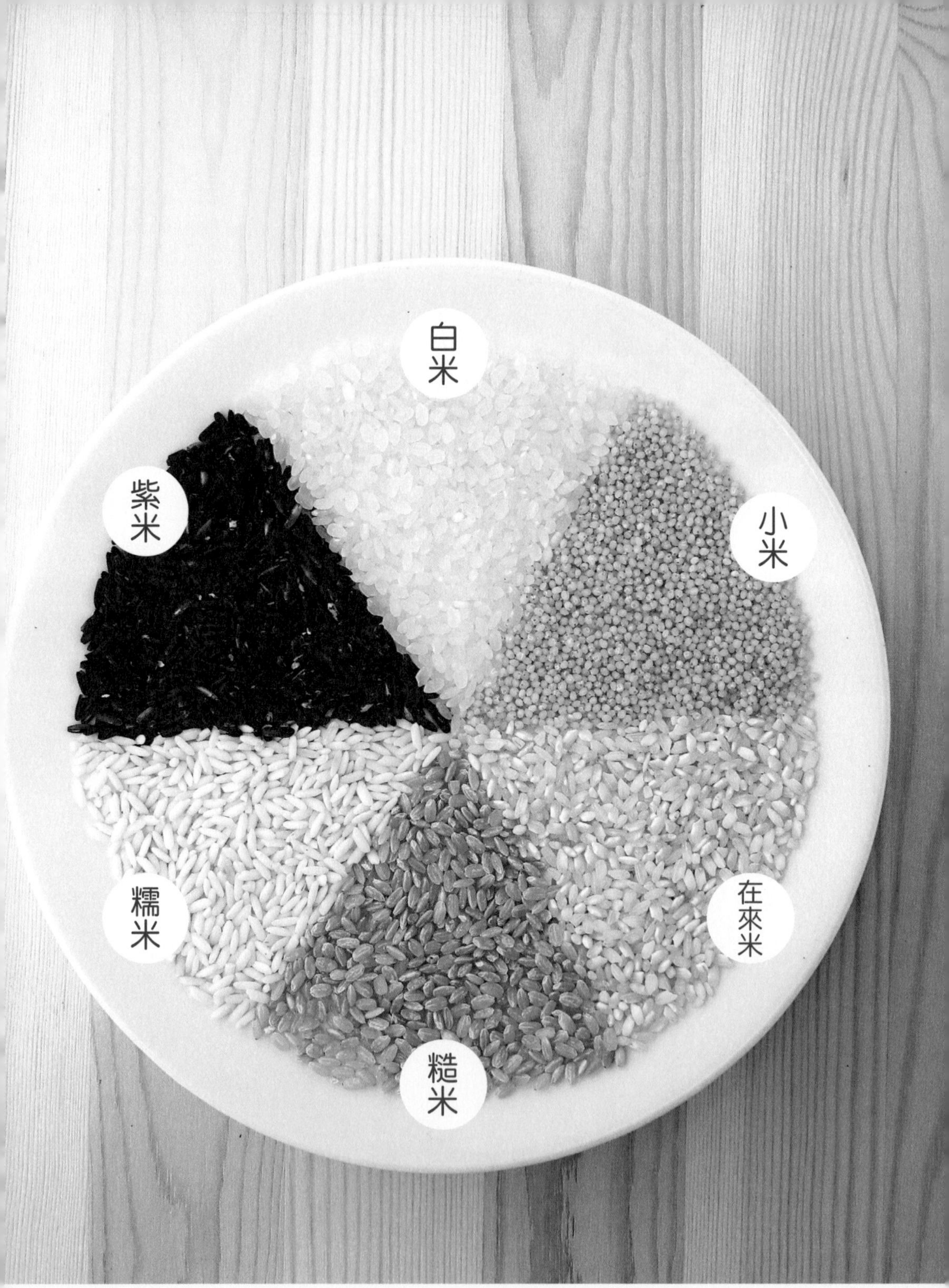
白米
紫米
小米
糯米
在來米
糙米

者多放點水，煮得稀淡些，可以避免積食。

小米：粟米，味鹹性涼，可補虛損、開腸胃、養腎氣。小米是一種營養豐富的穀類，尤其是纖維質與維生素B群高於其他穀類，可益氣和中、止瀉、利小便，適合脾胃虛弱、小便不利與尿路感染者。自古以來，小米粥一直被認為適合病後、產後調養，而小米又分梗小米與糯小米，可依照喜愛的口感選擇。

紫米：又稱黑糯米，是糯米的一種，由於米糠含花青素，呈現黑紫色，多半保留米糠一起食用。紫米味甘性平，可滋陰補腎、健脾暖肝、明目活血，含有豐富的維生素、礦物質與膳食纖維，是GI值較低的米種。但紫米不易煮爛，養分會溶於水，洗淨後以適量的水浸泡，再直接以浸泡的水熬粥即可。

全穀與五穀

近年來由於養生觀念提升，大家都知道吃太多精緻食品會影響健康，漸漸開始嘗試食用全穀類與五穀米，藉此攝取更多膳食纖維與養分，希望降低肥胖與罹患慢性疾病的機會。

所謂全穀，是以米的製程來看，碾米時保留米糠部分，就是糙米；也有人無法接受全穀的口感，退而選擇碾去米糠、保留胚芽部分的胚芽米。

就現代的營養觀點，米並不只是單純主食或熱量來源，本身也具有營養成分。以粗磨掉外殼的糙米來說，保留的米糠中富含纖維質、鈣、鐵等礦物質與維生素B_1、B_2、菸鹼酸，而胚芽中含有蛋白質、維生素E，如果把米糠和胚芽去除，剩下白米內部稱為胚乳的部分，就只剩澱粉與少量蛋白質。由此可知，愈是精製，去除愈多外皮的米，營養愈少，相對熱量就愈高。

不過，雖然全穀類營養價值高，但米糠部分的確比較不容易消化，如果選擇食用全穀，最好採用漸進的方式，先以少量全穀混合白米一起煮，食用時注意細嚼慢嚥，不要帶給腸胃過多負擔。

此外，孫思邈《千金翼方》對於中老年人選擇五穀雜糧養生也提供了一些建議：**「至如黃米小豆，此等非老者所宜食，故必忌之，常宜輕清甜淡之物，大小麥麵粳米等為佳。」**

注意養生的人也常會選用五穀米，但市面上有些混合好的五穀雜糧米會摻入豆類，由於食用豆類容易脹氣，年紀大、腸胃機能差的人最好少吃，以小米、大麥、小麥等穀類混合比較好。

擇水第二：水的選擇

水是粥的基本材料，曹庭棟認為水有不同的種類，如果選到不適合的水，會改變或影響粥的味道與功效。

古人對於水非常講究，除了水源不同外，不同季節的水質也不同。以天上落下的雨水來說，春天的雨水帶有春陽生發之氣，最為有益；梅雨季節濕熱熏蒸，人若在此時感染濕氣會生病，物品受潮則會發霉，說明了梅雨不可用；夏秋暴雨成災，雨來得快也去得快，環境中濕氣很重，水質也不淨，不能用。至於雪水，臘月的雪水甘寒解毒，可治療流行病，但是春天的雪水很容易生蟲，也容易腐敗，不能用。

然而，曹庭棟書中提到，若是流動的水，如江河水，則四季都可以使用，但是要注意山泉水性質會隨流經處有不同的差異。靜止不流動的池沼水有毒；井水清洌，以經過一夜沉澱，清晨汲取的第一桶水最好，叫做井華水，中醫認為此水味甘性平、無毒，可安神、鎮靜、清熱、助陰，用來煮粥味添香美。而從現代觀點看這些複雜的取

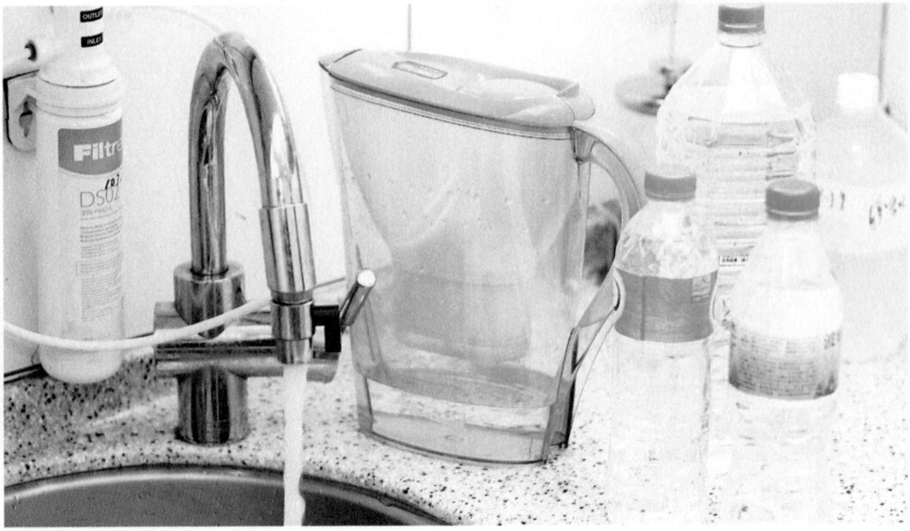

水方式，目的就是希望取得中性、乾淨、無毒害的水吧！

擇水對我們這些有自來水可以使用的現代人方便多了。以潔淨無汙染為目標的話，自來水是最方便的，隨時可以取用。但有些地方管線老舊，或者氯味太重、礦物質過高時，最好能使用瓶裝飲用水，或將水過濾後使用，而且不僅是煮粥如此，日常飲用也要注意水源的潔淨，這樣才能確保健康。

如果水源不佳，又不想花錢買水或濾水器，至少要將水以容器盛裝，放置一夜，讓雜質沉澱、氯氣揮發後，再取上層的水來使用。

此外，有人會特別汲取山泉水、井水，覺得滋味甜美，泡茶好喝，煮東西也比較好吃，但是現今戶外環境的汙染難以偵測，如果沒有一定把握，確定水質經過檢驗合格，建議最好不要使用，以免為身體健康帶來風險。

火候第三：煮粥的火候與方式

《老老恆言》提到火候時，認為煮粥要將米煮到爛的程度最好，火候未到，氣味不足；若是火候太過，則又會減損氣味。此外，曹庭棟在書中強調煮粥要注意三件事情：

一、用桑柴燒火最好。

二、先煮水，將水煮沸後，以勺子揚起數十次，再把米倒下去煮。

三、要用瓷罐熬粥，不可用銅鍋、錫鍋來煮。

這些烹煮重點源自於當時的環境。熬粥講究火力穩定，古時候的火力必須靠柴薪維持，因此，使用能夠穩定緩慢燃燒的木柴就很重要，所以選擇桑柴。現代人早已不用炭火，有瓦斯爐、電磁爐等爐具，在火力控制上更加便利。

而揚沸水的作用在於蒸發水中的雜質，也是為了確保水的安全性，就像我們燒開水時，也強調要讓水多滾一陣子，讓殘餘氯氣可以蒸發。

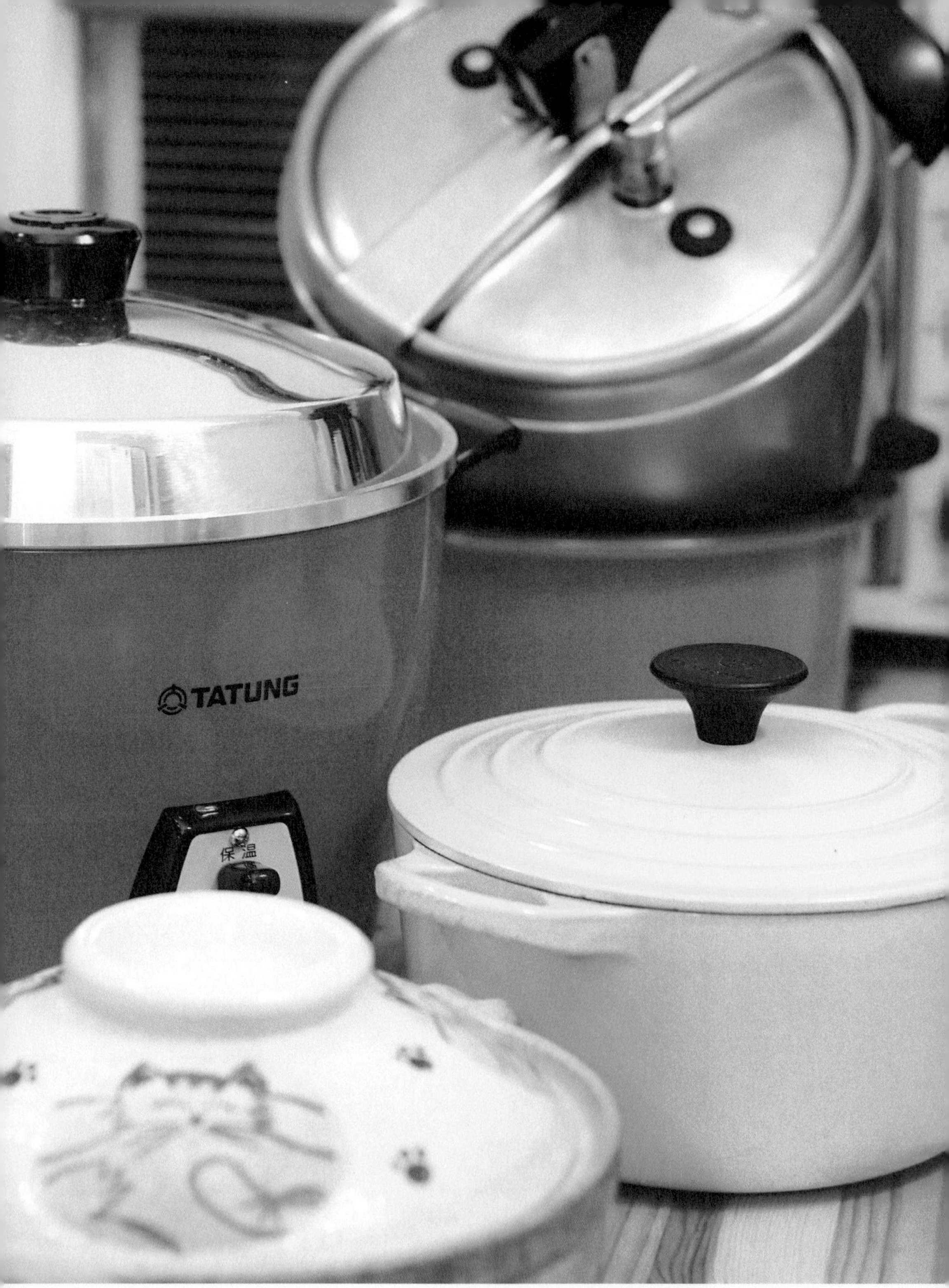
TATUNG
保溫

烹煮器具為了預防化學變化，最好是使用能夠耐酸鹼的鍋具，比較不易與食材產生變化，如陶瓷砂鍋、康寧鍋或不鏽鋼鍋等，如使用鑄鐵鍋則要選用有琺瑯塗布的，避免使用銅鍋與鋁鍋。這個觀念至今仍是存在的，在平日料理時就應該要注意。

用現代觀念煮粥

在了解曹庭棟的煮粥要領後，我們考量現代的環境設備，重新整理出新的煮粥重點：

一、**以生米來煮**。不要貪快，使用煮好的米飯煮粥，兩者口感滋味完全不同。

二、**先加水浸泡**。為了縮短烹煮時間，使米粒容易軟爛，米最好先浸泡。浸泡時養分會溶於水中，泡好後不用換水，建議直接熬煮。

三、**避免中途加水**。煮粥時，水要一次加足，如果水量不夠，非得中途加水，記得要加熱水，不要讓粥的溫度下降。

當然還要準備一個合適的鍋。除了材質的選擇外，還要適合自己的生活方式，例如沒時間慢慢煮，可以用快鍋；想要節省能源，可以用燜燒鍋；沒辦法一直看顧瓦斯爐，可以改用電鍋或電子鍋……雖然煮起來口感與風味略差，但是唯有採取適合自

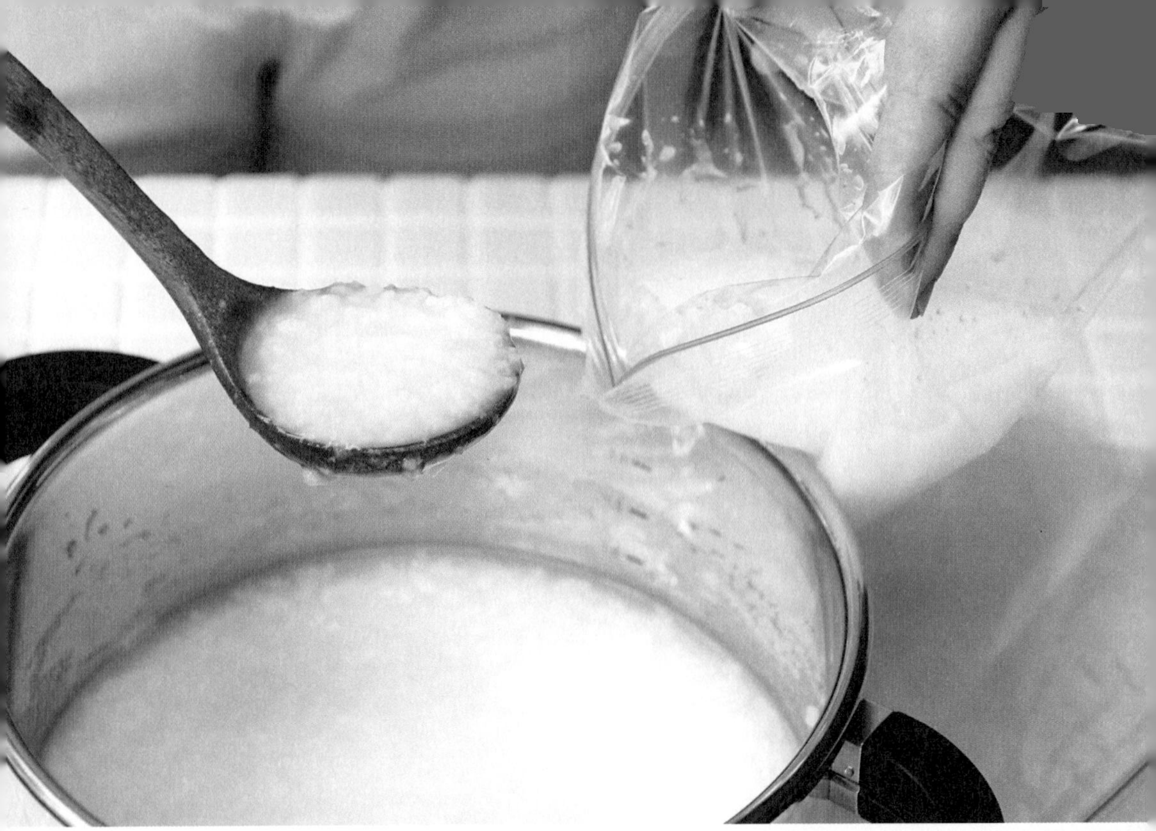

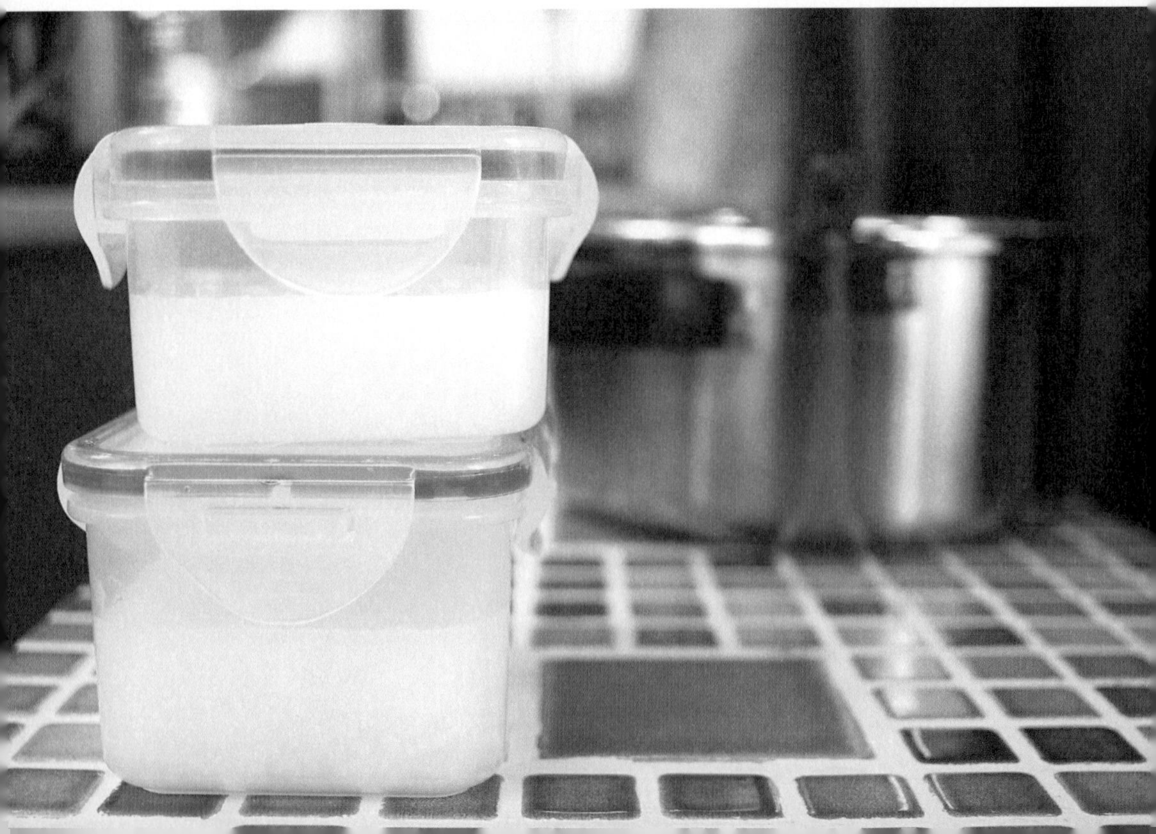

己生活的方法才能長久持續，否則很快就會因嫌麻煩而放棄，失去原本養生的初衷。

此外，現代人生活比較忙碌，想要節省準備的時間，也可以一次熬煮大量的粥，用市售分裝儲存盒，或耐低溫的塑膠袋、夾鏈袋分裝好，放入冷凍庫保存，每日取出一包加熱食用，更為便捷。

基本煮粥方法

煮粥並沒有一定的方法，端看個人的喜好與習慣，但以瓦斯爐搭配陶瓷砂鍋是最佳的方式，在此將白粥基本製作方法整理如下：

❶以流動的水輕輕地快速淘洗米，挑揀去雜質後，將水濾去。

❷將米與乾淨的水放入鍋中浸泡，米與水的比例，一般標準是一杯米加八杯水，可依據鍋爐具、食材、米種與個人口感調整。

❸將鍋放上瓦斯爐，先以大火煮開，攪動一下，確認米粒沒有黏在鍋底，接著蓋上鍋蓋，轉小火慢慢熬煮。過程中要隨時照看，注意不要讓粥溢出，也避免燒焦糊底，所以偶爾要稍微攪拌，讓米與水均勻，米粒不會沉底。

❹當漸漸變濃稠，米粒變軟後，關火燜一下即可食用。

煮粥的基本流程

1. 洗米

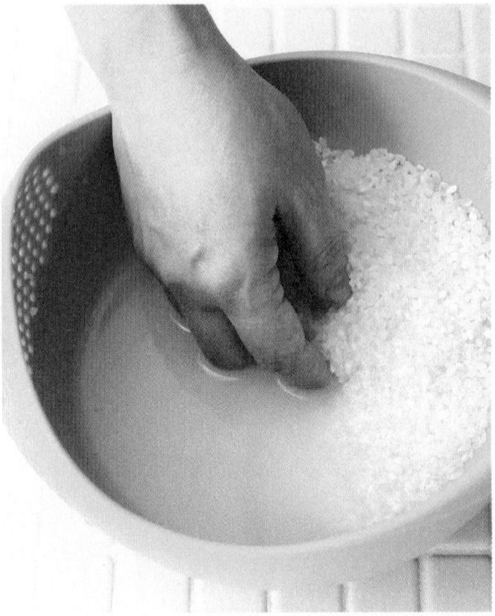

2. 加水浸泡

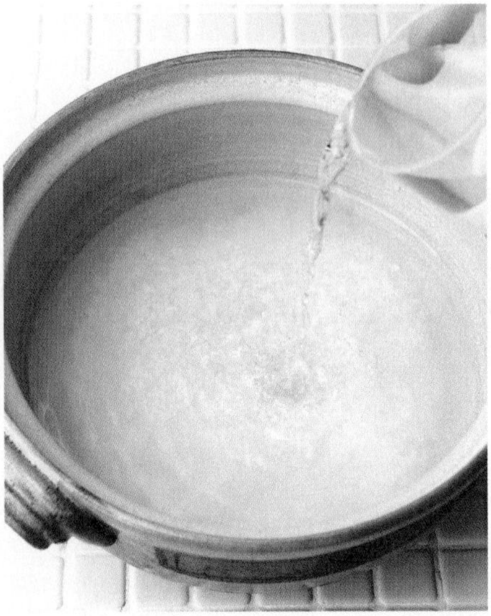

Tips

① 如果用電子鍋、快鍋，水氣比較不會散發，一杯米大約是加六杯水，但若以瓦斯爐搭配其他鍋子，水蒸氣散發會比較多，水量可能就要加到十杯。

② 如果食材的吸水量大，例如乾豆類、五穀類，就要再多加些水。

③ 依照米種的不同，浸泡時間也要做些調整。烹煮前，白米要浸泡三十分鐘；如為糙米或雜糧，則至少要泡一小時。

4. 燜放

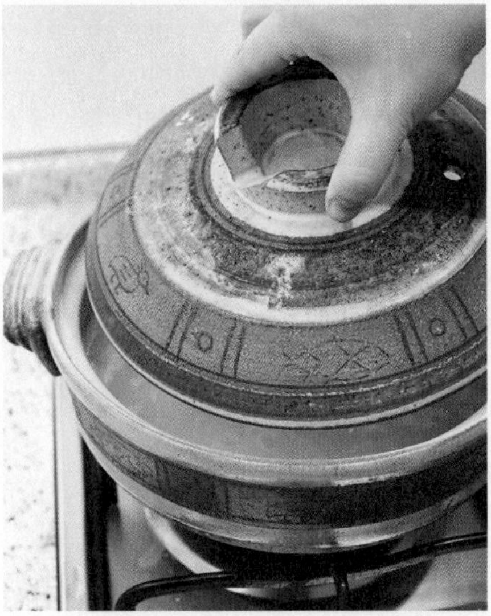

3. 中途攪拌

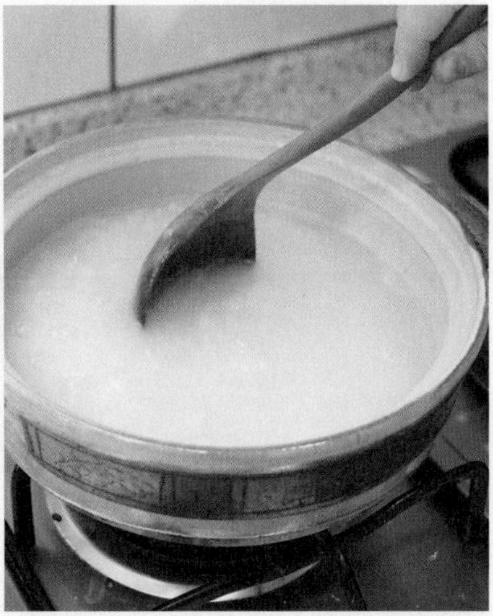

Tips

① 也有人是先把水放入鍋中煮沸，再將米倒入，利用滾動的水使米粒不會黏底。按個人習慣去煮粥，各種做法都可以。

② 使用瓦斯爐熬粥，鍋子不夠深時，如果將鍋蓋蓋緊，米汁會容易沸出，此時只要將鍋蓋掀開一個小縫，就可以避免。以小火熬煮時，記得要用瓦斯爐外圈的小火，不要轉中間的小火，這樣受熱會比較均勻。

③ 中途攪拌只是要確認是否有黏底，不需要過於攪拌。

食材的處理方式

養生粥是由米、水與食材熬煮而成，依據食材特性不同，處理方式也不同：

❶**米與食材一起煮**。未經烹煮就可直接入口吃下去的食材，幾乎都可以和米一起同煮，如大棗、胡桃、龍眼肉、枸杞等。青菜則在起鍋前才放入。

❷**食材汆燙後，再放入粥中煮**。海鮮或肉類建議切好、汆燙過，去除血水與腥味，再放入粥中同煮，滋味較佳。

❸**磨粉後，與粥一起煮**。不易軟爛的乾貨或中藥材，建議先磨成粉或購買藥材時請店家幫忙磨粉，再以少許溫水調勻或直接拌入粥中煮，如乾蓮子、貝母。

❹**以水煎過後，濾出藥汁與米一起煮**。

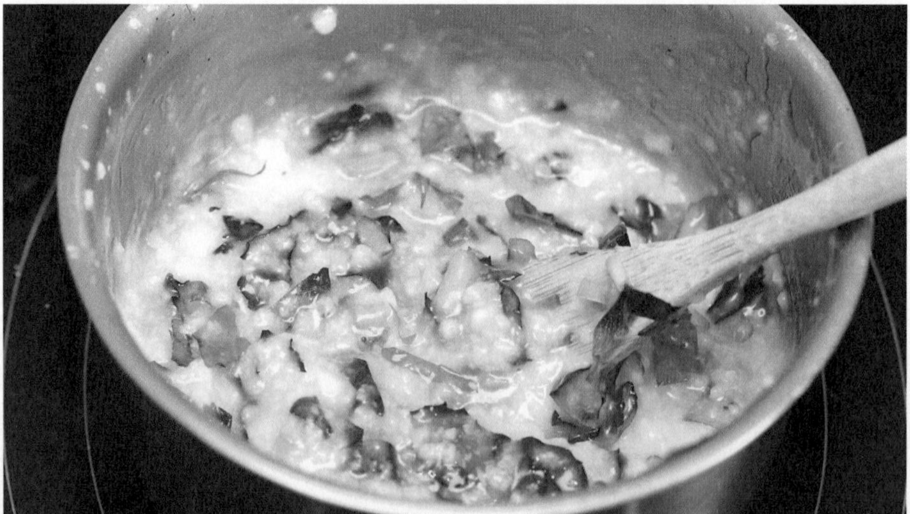

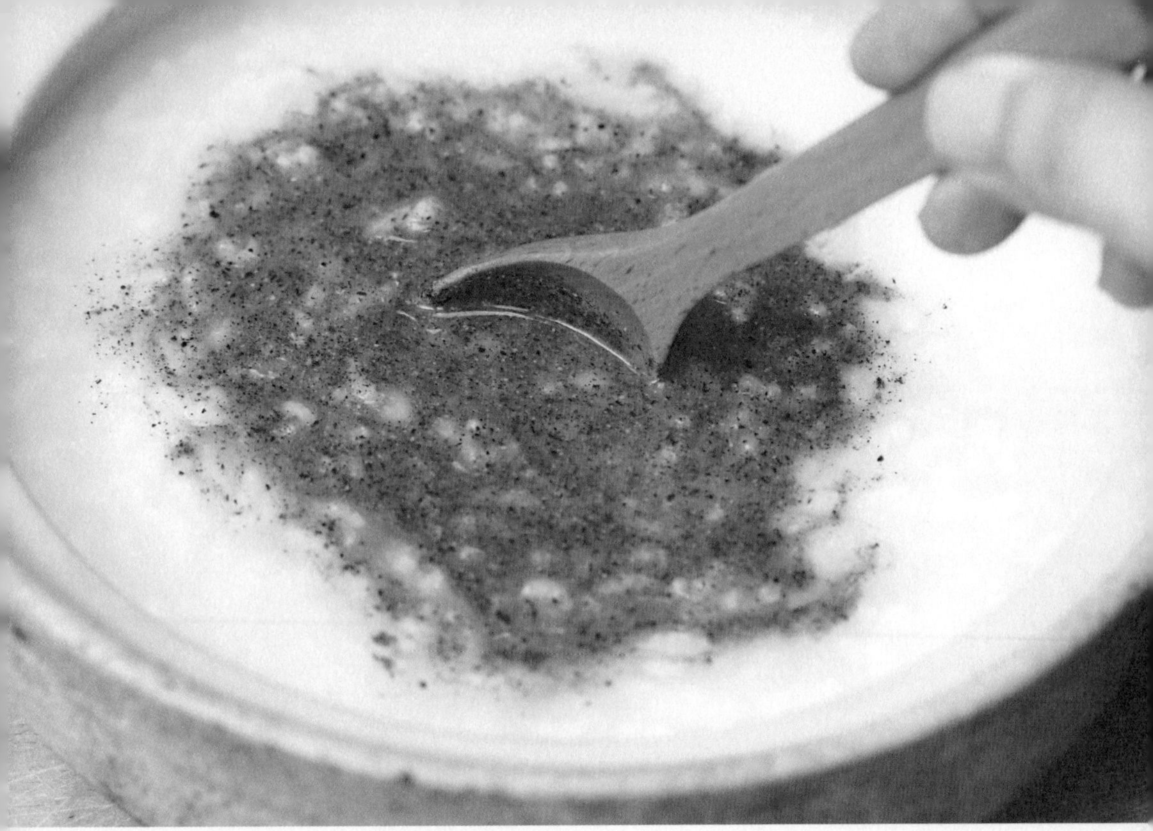
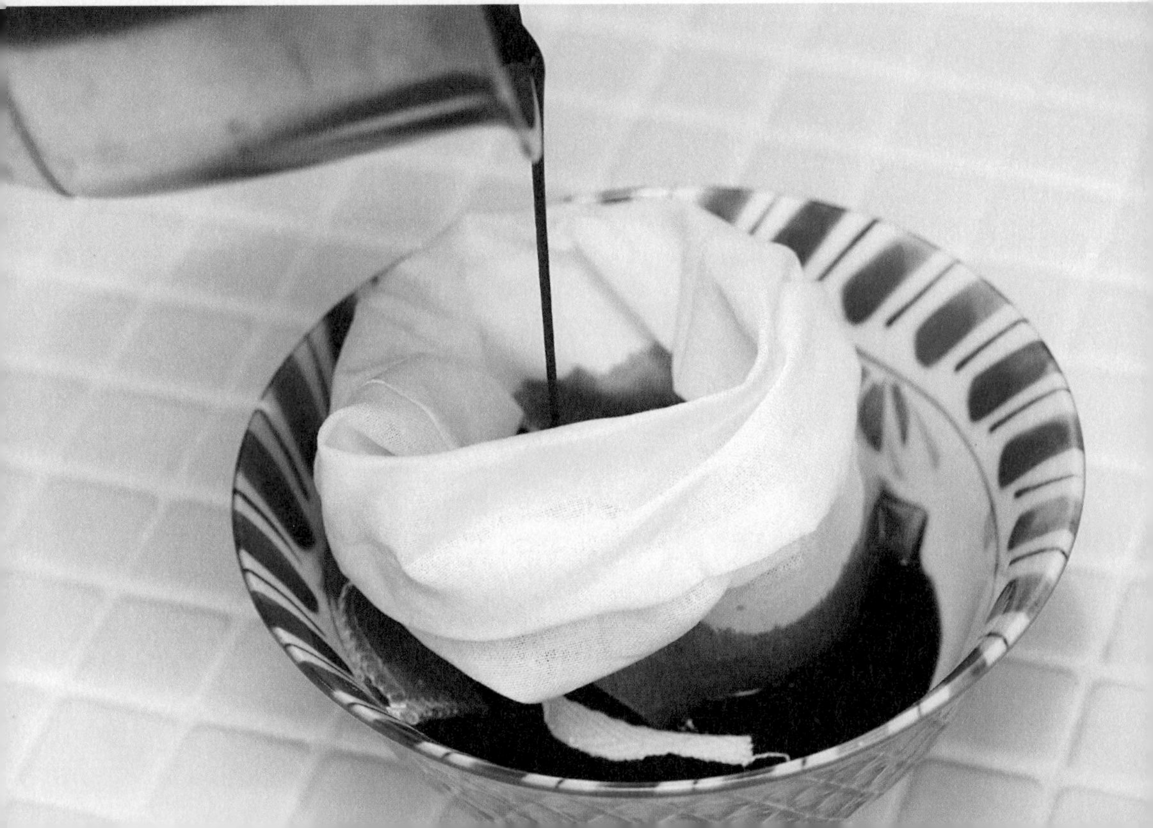

特別是針對無法入口的藥材，如枳椇子、酸棗仁、車前子。

除了食材的處理方式外，食材要何時放入粥中呢？這也是值得研究的問題。一般食材易熟程度與滋味是決定何時入鍋的主要因素。不易熟的食材，如薏苡仁，可以另外煮熟，再與米穀一起煮；若是不耐久煮的食材，可在粥快煮好時放入，或等起鍋前才加進去滾一下，才能保持營養成分與鮮味。要煮出一碗好吃的養生粥並不難，只要抓住這幾個大原則，就能熬煮出美味又營養的養生粥品。

食候第四：食用的時刻與方式

除了《老老恆言》中對於食粥時間與量提出的看法，在此也蒐集了其他書中提到有關食用粥的一些方式，提供大家參考。

清晨吃粥功效最好

以調養身體的目的來看，粥最適合空腹食用，最好是早晨起床後當早餐，也可以當晚餐，但若是當晚餐就不適合再吃其他食物，因為晚餐本來就應該少食。

《老老恆言．晨興》：「**每日空腹，食淡粥一甌，能推陳出新，生津快胃。**」張來也說：「**每日晨起，食粥一大碗，空腹胃虛，穀氣便作，所補不細……**」幾乎所有談粥的書都建議早上吃，吸收效果最好。在傳統的時辰養生法中，早上七點到九點是胃經最活躍的時刻，也是吃粥的最佳時辰。

溫熱食用不可過量

除了注意吃的時間外，吃粥時還有兩個原則要注意：一是要溫熱食用，二是不可以吃過飽。粥雖然好消化，但只要腸胃感覺脹，就已經傷到胃了。

曹庭棟對於量的看法是要「**量腹節所受**」。我們有沒有吃飽，別人無法得知，量的拿捏要靠自己，寧少勿多，而且每天食用量要一致。

適量調味增添口感

養生粥最好是直接食用，但如果覺得太清淡，也可以加入鹽、糖、蔥、薑調味。只要不會造成身體負擔，如有高血壓或腎臟病要限制用鹽，減重者最好不要攝取糖分，其他都可依照自己的喜好去調味。

鹽：在粥中加鹽調味，要在粥煮好起鍋時才放，或者食用時加入碗中，不要在一開始就加鹽。清《調鼎集》中提到：「**若下鹽太早，物不能爛**。」

糖：有些粥品很適合做成甜粥，例如杏仁粥、赤小豆粥，但甜味的來源有很多種，如砂糖、紅糖、冰糖及蜂蜜等，以營養價值而言，紅糖與蜂蜜是最好的，但如果

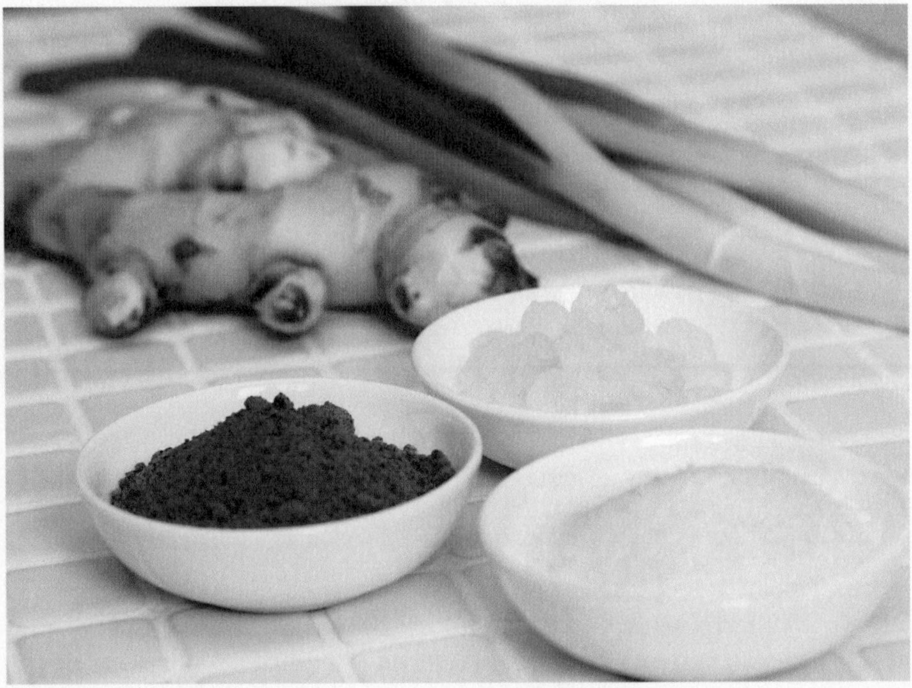

要潤肺生津，選用白砂糖與冰糖，性質比較平涼，較有效果。要注意無論是哪種甜味，都不適合放太多，在食用前放少許攪拌均勻，能提升粥品的滋味即可。

辛香：蔥和薑都具有溫辣的特性，可祛寒發汗、開胃暖胃，在調味上可以去腥提味，讓粥品香氣提升。尤其最適合用在肉類粥品，食用前撒上少許蔥末或薑末即可。雖然兩者都屬溫性食材，但因為只放少許，基本上大部分人都可以食用。

除了適當的調味外，食用養生粥時，最好不要再搭配其他菜餚，以免影響食材的吸收與效果。

食物分五味

在中醫學理論中，藥物與食物除了四性外，也有五味：酸、甘（甜）、苦、辛（辣）、鹹，飲食上也會考慮是否是合宜的五味，進一步達到療病養生的目的。以下是五味的內涵，可以做為選擇食物的參考。

酸：酸入肝，能收能澀，可止血、止汗、止瀉、止咳。酸的食物多半是水果，我們吃了酸的東西，容易胃口大開，所以可促進食慾、生津開胃。

甘：甘入脾，能補能緩，可補益強壯、緩和藥性、止痛。甜的食物非常多，能提供熱量、補充能量，可補氣血，滋補治療虛證。

苦：苦入心，能瀉能燥。我們想要退火時，習慣會吃點苦瓜、喝苦茶，就是因為可清熱瀉火、解毒除濕、幫助排便。

辛：辛入肺，能散能行。辛辣的食物，如蔥、薑、辣椒、辛香料等，吃了會覺得熱，發汗，所以可發散、行氣、活血。

鹹：鹹入腎，能下能軟。鹹能使東西變軟，可以瀉下通便，但鹽雖然是維持生命的必須物，多吃也會傷腎。

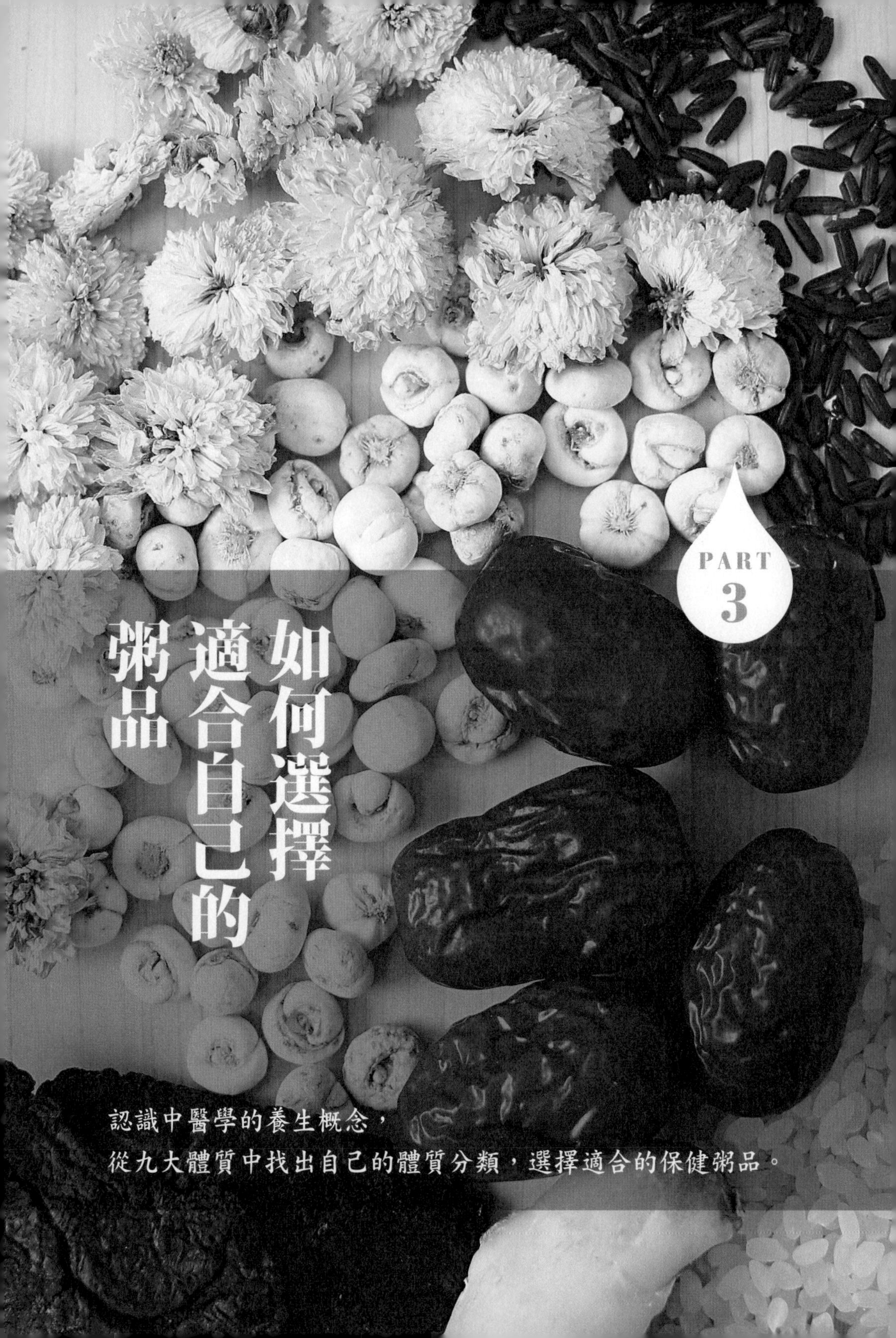

PART 3

如何選擇適合自己的粥品

認識中醫學的養生概念，
從九大體質中找出自己的體質分類，選擇適合的保健粥品。

參考體質選擇粥品

中醫常說某個食物涼，某種食物熱，是因為食物與藥物除了分為辛、酸、甘、苦、鹹五味外，還有寒、涼、溫、熱四性，如果這四種特性都不明顯，就稱之為平性。因此，每種食物都有其味與性，譬如薑味辛，性微溫；山藥味甘，性平。

《老老恆言》所收錄的養生粥譜，是以單一食材加上米去熬煮，大部分都是可以長期食用的食材，要挑選出適合自己的粥品並不難，因為單味粥的特性很容易辨認，在本書中也特別標示出每種粥的性味，大家可以依照個人體質與需求，挑選適合自己的粥品。

九大體質分類

近年來，中醫理論將人的體質整理為九種類型，讓一般人更容易了解與分辨。以下簡單說明這九種體質的特色，提供參考以及自我檢測。

一、**平和體質**：陰陽氣血調和的體質，是健康的代表，只需要注意飲食均衡，平日依照生活狀況或四季冷暖補益即可。

二、**陽虛體質**：怕冷畏寒，臉色蒼白，四肢冰冷，容易拉肚子；常覺得冷，不愛喝水，喜歡吃熱食。這類體質的人適合吃甘溫的食物，避免吃寒涼食物，可選擇食用「胡桃粥」、「芥菜粥」、「薑粥」等粥品。

三、**氣虛體質**：易煩躁、四肢無力、食慾不振；氣短，元氣不足，常上氣不接下氣，精神不濟，呼吸短促，容易感冒。這類體質的人適合吃健脾益氣的食物，滋補肺腎。但進補要循序漸進，不可貿然大補，而透過食物食療，從養生粥開始是最好的，如腎氣虛要吃「枸杞子粥」、肺氣虛吃「麥門冬粥」，肝氣虛則以「菊花粥」調養身體。

四、**濕熱體質**：臉易出油、長痤瘡，身上容易有濕疹，常會口苦、口乾、長口瘡，舌苔黃膩，大便黏滯或躁結不暢，感覺身體沉重睏倦，情緒急躁易怒。這類體質的人宜戒酒，飲食清淡，多吃甘寒與甘平的食物，少吃辛溫熱性的食物。在粥品的選擇上，有「綠豆粥」、「藕粥」、「薏苡仁粥」等粥品。

五、**痰濕體質**：臉易出油，常油油亮亮，容易出汗，摸起來黏黏的；水分代謝失調，積濕為痰，容易疲倦，感覺胸悶，體型多半鬆軟肥胖，尤其是腹部。這種體質的人飲食應以清淡為主，避免吃高脂高糖的食物，適合食用「白茯苓粥」、「竹瀝粥」、「貝母粥」等粥品。

六、陰虛體質：面部潮紅，口乾舌燥，手足心熱，急躁易怒，大便乾結，體型偏瘦，皮膚較為乾燥；由於陰虛火旺，全身缺水，會一直想喝水。這類體質的人要多吃甘涼滋陰的食物，少吃燥熱的食物，適合食用「木耳粥」、「百合粥」、「山藥粥」等粥品。

七、氣鬱體質：多表現在情緒上，容易抑鬱、煩悶不樂、敏感多慮。這種體質的人愛鑽牛角尖，想太多，因此也容易失眠，平時可以多運動，抒發心情，多吃養心安神、疏肝解鬱的食物，適合食用「薄荷粥」、「佛手柑粥」等粥品。

八、血瘀體質：牙齦易出血，眼睛常出現血絲，臉上容易有淡斑，身體也會因為小碰撞就瘀青。臉色晦暗，舌下靜脈呈現瘀紫，這種血行不順暢的人屬於血瘀體質，需要養陰活血，多吃活血化瘀的食物，避免寒冷刺激的食物，適合食用「菠菜粥」、「韭菜粥」、「藕粥」、「栗子粥」等粥品。

九、特稟體質：是指過敏、先天遺傳缺陷等體質，容易氣喘、發疹，出現打噴嚏、鼻塞等過敏症狀。這類體質的人飲食要保持清淡，少吃發物，注意環境清潔，避免接觸過敏物質，適合食用「蓮肉粥」、「綠豆粥」等粥品。

九大體質	適合粥品
平和體質	大棗粥（P.106）、枸杞子粥（P.110）、雞汁粥（P.196）
陽虛體質	胡桃粥（P.74）、薑粥（P.134）、芥菜粥（P.178）
氣虛體質	菊花粥（P.78）、枸杞子粥（P.110）、麥門冬粥（P.138）
濕熱體質	薏苡仁粥（P.62）、綠豆粥（P.70）、藕粥（P.122）
痰濕體質	貝母粥（P.126）、竹瀝粥（P.144）、白茯苓粥（P.160）
陰虛體質	山藥粥（P.146）、百合粥（P.150）、木耳粥（P.182）
氣鬱體質	佛手柑粥（P.92）、薄荷粥（P.158）
血瘀體質	栗子粥（P.90）、藕粥（P.122）、韭葉粥（P.168）、菠菜粥（P.172）
特稟體質	蓮肉粥（P.58）、綠豆粥（P.70）

依照需求，聰明吃粥

除了體質外，若患有痛風、腎臟病或糖尿病等慢性病，食粥養生要特別注意米的選擇。舉例來說，胚芽米中普林含量較高，而全穀類含磷較高，因此有慢性病的人，選擇白米煮粥，會比用五穀米好。

此外，有些容易脹氣或腸胃功能較差的人，相較於纖維質高的糙米或五穀米，同樣選擇白米會更適合。糖尿病患者不宜吃太多粥，因為粥的GI值高，容易造成血糖不穩，如果想要吃粥，選擇糙米或在來米會比較好，但也要少吃。

養生粥，著重食療養生的功效，每種粥品有不同的營養價值，可以彈性選擇自己需要的粥品。例如感覺最近火氣大或者手腳冰冷時，可針對需求挑選適合的粥品食用，並且隨時觀察身體狀況，如有改善就可以慢慢停止，改換另一種平常時候吃的保健粥品。如果是以補身為目的，建議間斷食用，有時用清粥取代，或者挑選兩三種粥品交換吃會更好。

順應四季輪替選擇粥品

除了前面所說的，可依照體質與需求去選擇粥品外，季節也是一個考慮的因素。選用各季節盛產的新鮮食材入粥，作用是幫助身體更適應環境氣候的變化，以達到順時養生的效果。

例如夏季酷暑，可挑選涼性、有降火去燥功效的粥品，如「綠豆粥」、「荷葉粥」、「竹葉粥」等；冬天氣溫低，很多人有血液循環差、手腳冰冷的困擾，此時就可以食用一些溫補的粥品，或是「薑粥」、「羊肉粥」等辛辣粥品。

隨著季節更替，有不同的盛產食材輪番上市，通常當季生產的食材，不但新鮮、品質好，而且食療效果最佳，適合在當季食用。這也是一種判斷選擇的標準。例如夏季可吃新鮮的「蓮肉粥」、秋季可吃「菱粥」或「藕粥」。

春溫、夏熱、秋燥、冬寒，中醫學說認為春天養肝、盛夏養心、秋天養肺、冬天養腎，在養生粥的選擇上也可依四季來調配。

春天屬木，大地甦醒，生機蓬勃，但氣候變化大，身體若無法適應，很容易生病。這時候經常會爆發痲疹、水痘等傳染病大流行，可選擇蔥白、韭等食材來提升免疫力，溫補陽氣，食用粥品以性微辛溫、清淡者為宜。

夏季屬土和火，天氣炎熱潮濕，人容易疲累浮躁，可選用涼補的食材，消暑、清熱、去火，例如綠豆、白茯苓、薄荷，或者使用枸杞、麥門冬等溫和的食材。

秋天屬金，秋日乾燥，可選擇滋陰生津的食材，如豆漿、薏仁、杏仁、百合等白色的食物入肺。

冬日屬水，冬天也是最多人進補的季節，宜選擇補氣血的粥品食用。色黑入腎，可選擇木耳、芝麻、海參等黑色食材，達到補腎益氣、潤燥補血的功效。

當了解如何判別體質，如何順應四季來選擇養生粥後，接下來將依食材種類分類，介紹各種養生粥譜，希望大家粥譜在手，健康無窮。

※為料理計量方便，本書粥譜統一以一杯米為基準，並非一份劑量。食用時，請以八分飽為原則。此外，也可依食用人數與個人的食量來增減調整分量，或者多煮幾份，分裝後放入冰箱冷凍庫儲存，食用時再取出加熱。

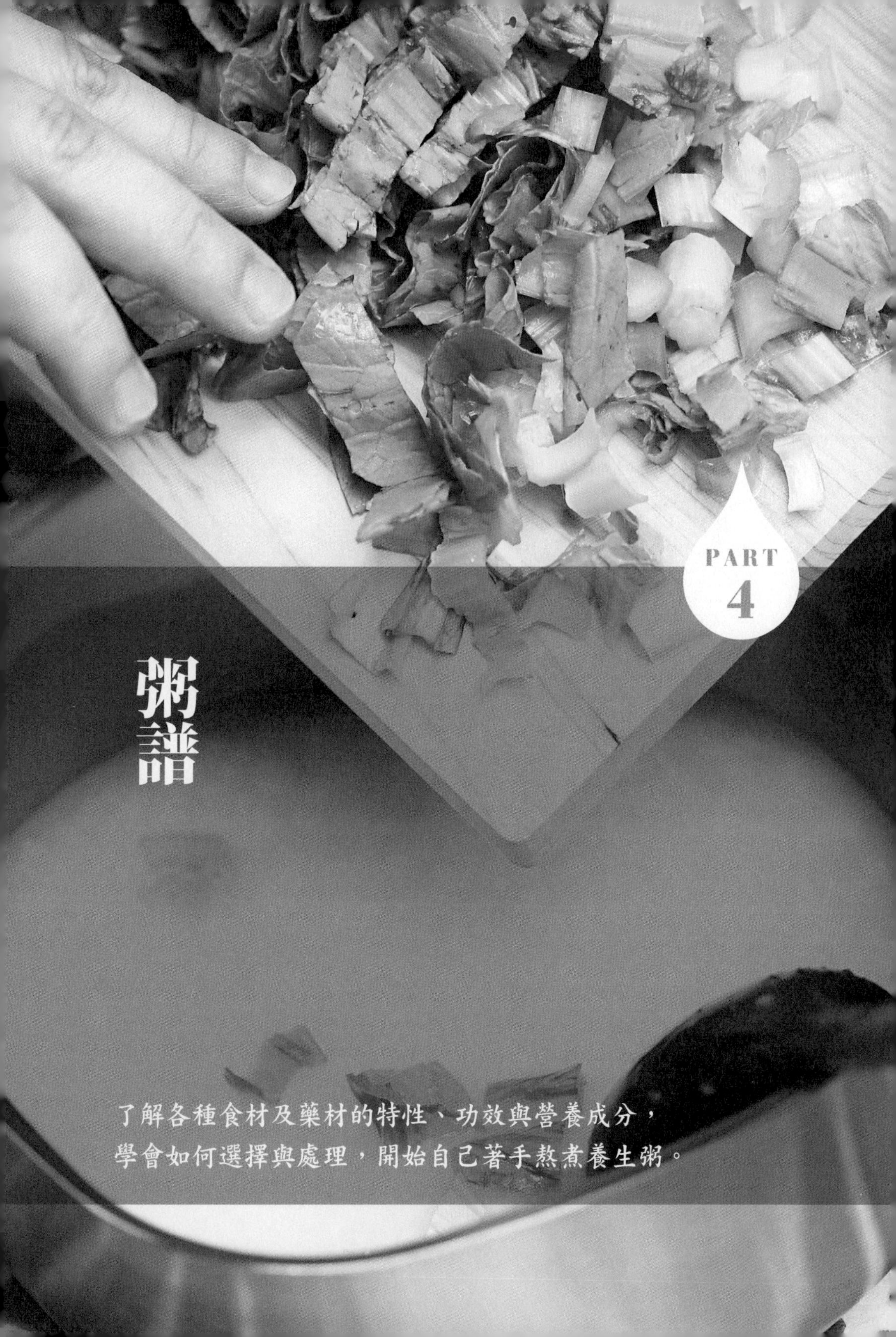

PART 4

粥譜

了解各種食材及藥材的特性、功效與營養成分，
學會如何選擇與處理，開始自己著手熬煮養生粥。

1

蓮肉粥

性味　味甘澀，性平，歸心、脾、腎經

功效　補脾止瀉，益腎固精，養心安神，助眠

忌避　感冒發燒或大便乾燥、便秘的人不宜食用

《聖惠方》：補中強志。按兼養神益脾固精，除百疾。去皮心，用鮮者煮粥更佳；乾者如經火焙，肉即僵，煮不能爛，或磨粉加入。湘蓮勝建蓮，皮薄而肉實。

蓮肉粥出自宋朝的《太平聖惠方》，可補中強志。還有安神、益脾、固精、祛除百病的功效。將蓮子的外皮和心去除後煮粥，就是蓮肉粥。以新鮮蓮子來煮粥更好，因為乾燥的蓮子經過烘烤，蓮肉會變僵硬，難以煮爛。如果要用乾蓮子，或許可以磨成粉加入。湖南蓮子皮薄、蓮肉飽滿，比福建產的蓮子好。

蓮肉，就是蓮子剝去外皮和心（青色胚芽）所留下的部分，又稱蓮實、藕實，是一種可做食物、也可做藥的養生藥材。古人很早就知道用蓮子來滋補。湖南湘潭的湘蓮子極為著名，是帶種皮的紅蓮子；福建出產的則是去皮的白蓮子，各有不同的藥性。一般去皮的蓮子富含蛋白質與維生素B_1、B_2，以及鈣、磷、鉀等礦物質，營養價

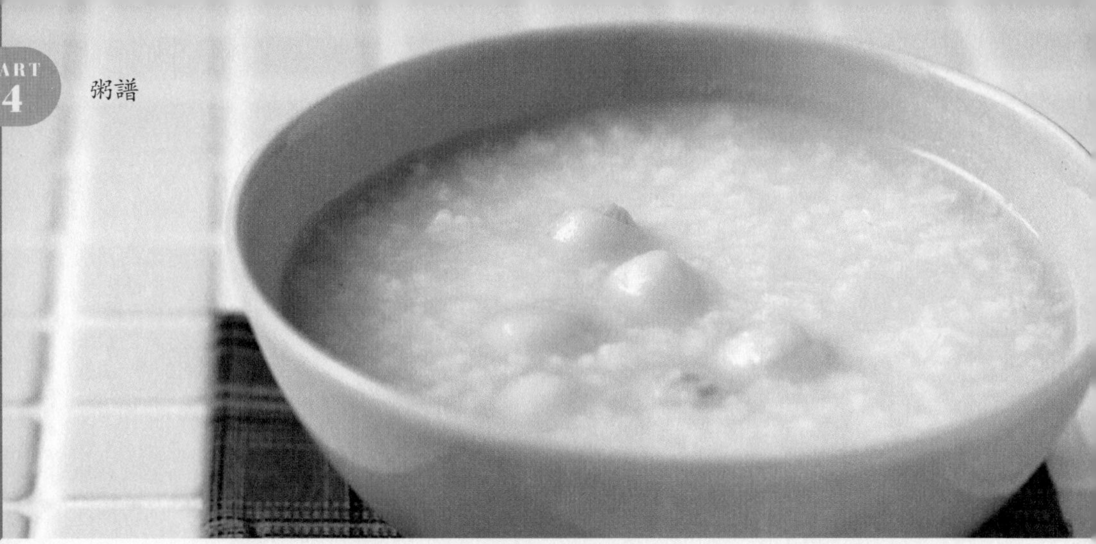

值豐富，可補中益氣、安心養神、去除煩躁，有助睡眠與提升免疫力。

據查《太平聖惠方》是使用乾蓮子磨粉，做成蓮子粉粥。而就如曹庭棟所言，以新鮮蓮子煮粥會更好吃、更有食慾，在台灣夏季市場上經常可以看見許多新鮮的蓮子，現代家家戶戶也都有冰箱可以保存食材，趁當季不妨多買一些儲放在冷凍庫，慢慢使用，這樣一年四季就都能吃到新鮮蓮子粥了。

作法

材料：蓮子粉十五克或新鮮蓮子三十克
白米一杯、水約八至十杯

步驟：❶白米洗淨，放入鍋中，加足量的水，浸泡約三十分鐘。
❷將蓮子粉或新鮮蓮子加入鍋中，攪拌一下，並以大火煮滾。
❸轉小火，蓋上鍋蓋，慢熬成粥。

2

芡實粥

性味　味甘，性澀平，歸脾、腎經

功效　益腎固精，健脾止瀉，去濕止帶

忌避　便秘者或產婦避免食用

《湯液本草》：「益精強志，聰耳明目。」按兼治濕痹，腰脊膝痛，小便不禁，遺精白濁。有粳、糯二種，性同，入粥俱須爛煮，鮮者佳。

《湯液本草》是元代王好古所編著，其中提到芡實粥可「益精強志，使耳聰目明」。此外，亦兼治風濕造成的關節疼痛痲痺、腰脊痛、膝蓋痛，以及小便失禁、遺精白濁等。以白米、糯米煮粥皆可，效果相同。芡實挑選新鮮的最好，一定要煮爛才好消化。

芡是睡蓮科的水生草本植物，芡實是其成熟的種子，輾去外殼後，可晒乾或鮮食。由於芡的花形很像雞冠，又叫做「雞頭蓮」，芡實也稱為「雞頭實」；而因為芡實外型像米，也有人稱為芡米。新鮮芡實採收於秋末冬初。除了煮粥外，四神湯中也少不了芡實。如果使用乾燥的芡實，至少要先浸泡一小時後再煮，才容易煮爛，而且最好是另外煮好，再入鍋與白米一起煮成粥。因此，建議磨粉入粥比較方便。

芡實富含澱粉，容易吸收補充，以滋養身體。料理上常用「勾芡」一詞，就是因為人們最早是用芡實磨粉讓湯汁糊化，才有此說法。除澱粉外，芡實也含有蛋白質、脂肪、鈣、磷、鐵、抗壞血酸與維生素B_1、B_2、B_3等成分。芡實粥藥性溫和，是秋天滋補身體的佳品。

作法

材料：芡實粉四十克、白米一杯、水約十至十二杯

步驟：❶白米洗淨，放入鍋中，加足量的水，浸泡約三十分鐘。

❷將芡實粉加入鍋中，攪拌一下，並以大火煮滾。

❸轉小火，蓋上鍋蓋，慢熬成粥。

3

薏苡仁粥

性味　味甘淡，性微寒，歸脾、胃、肺、大腸經

功效　補脾益胃，補肺清熱，行水利濕

忌避　孕婦與月經期間避免食用

《廣濟方》：「治久風濕痹。」又《三福丹書》：「補脾益胃。」按兼治筋急拘攣，理腳氣，消水腫。張師正《倦游錄》云：「辛稼軒患疝，用薏珠東壁土炒服，即癒。」乃上品養心藥。

《廣濟方》是唐代官方編纂的實用方書，裡面提到薏苡仁粥可以治療長期的風濕疼痛；另外一本記錄延年益壽方法的《三福丹書》則記載薏苡仁粥能補脾益胃。薏苡仁粥功效廣泛，還能治療筋脈拘攣、不易屈伸，可調理腳氣、消除水腫。張師正在《倦游錄》中提到辛棄疾曾患有疝氣，後來用薏苡仁與東邊牆壁的土炒過服用，就治好了。薏苡仁是上品的養心藥。

薏苡仁又稱薏仁，為禾本科植物薏苡的乾燥種仁，不但是藥品，更是很好的食物。愛美的女性會用薏仁來養顏美容，常吃對於痤瘡有療效，還有美白效果。薏苡仁成分包括碳水化合物、蛋白質、氨基酸、脂肪、維生素B和E、礦物質等，具消炎、

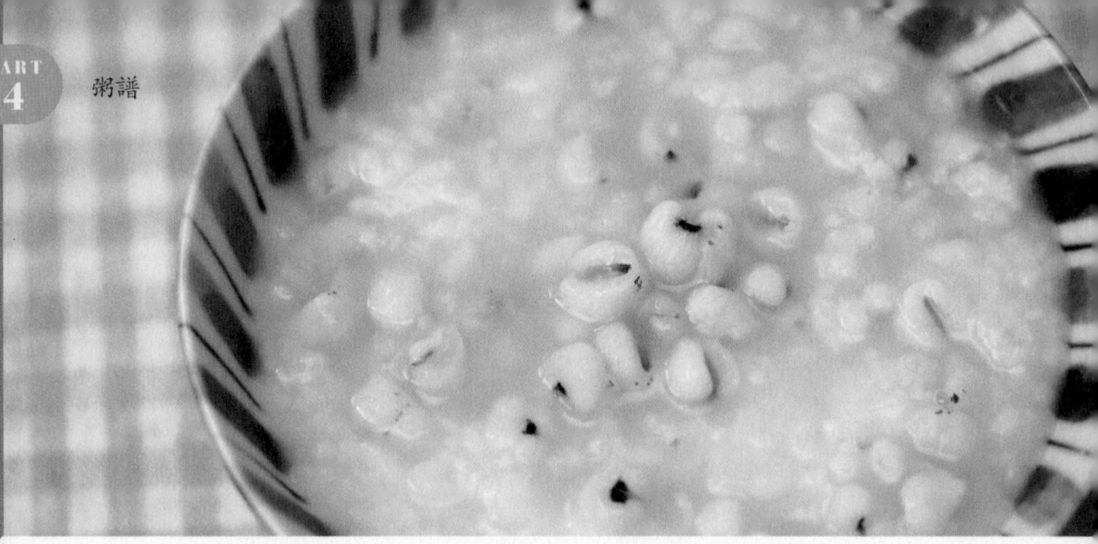

解熱、鎮痛作用，也有研究顯示可抑制癌細胞。

市面上販售的「小薏仁」並不是薏仁，功效完全不同，選購時要特別注意。此外，薏仁外表多留有褐色種皮，若煮得不夠軟爛，老人家不但難以下嚥，還很容易嗆到。想要把薏仁煮爛，烹煮前要先浸泡至少一小時，建議最好另外煮好，分裝後放在冷凍庫隨時取用，煮粥時再和米一起煮。也可以改用薏仁粉，但煮得好的薏仁口感極佳，使用整顆會更好。

作法

材料：薏仁半杯、白米一杯、水約十杯（煮粥用）

步驟：❶將薏仁洗淨入鍋，浸泡兩小時後，加滿約八至十倍的水，跟煮粥一樣，煮到軟爛。可用電鍋煮較省事，或用快鍋省時，建議一次煮多份備用。

❷白米洗淨，放入鍋中，加足量的水，浸泡約三十分鐘。加入煮好的薏仁，攪拌一下，以大火煮滾。

❸轉小火，蓋上鍋蓋，慢熬成粥。

4

扁豆粥

性味 味甘，性溫，歸脾、胃經

功效 健脾止渴，清熱化濕

忌避 容易脹氣者不宜多吃

《延年秘旨》：「和中補五臟。」按兼消暑除濕解毒，久服髮不白。莢有青、紫二色，皮有黑、白、赤、斑四色：白者溫，黑者冷，赤斑者平。入粥去皮，用乾者佳，鮮者味少淡。

《延年秘旨》提到：「扁豆粥可改善胃部不適、滋補五臟。」扁豆還有消暑、去濕、解毒的功能，長期服用可避免白髮。扁豆莢有青、紫二色，豆子表皮有黑、白、赤、斑四色，性質有些不同：白色性溫，黑色性冷，紅色和帶斑點的性平。煮粥時要去皮，用乾扁豆味道佳，鮮豆味道較清淡。

扁豆是來自印度、印尼等熱帶地區的豆科植物，是當地人重要的蛋白質來源。大約在漢晉兩朝時引進中國，首次被記載是在梁代陶弘景所著的《名醫別錄》中。扁豆易於耕種，是常見的蔬菜，可炒或燉煮；主要成分是蛋白質、澱粉、膳食纖維、多種維生素及鈣、鐵等礦物質，由於可以清熱化濕，適用於中暑發熱、腹瀉、水腫等症狀。

扁豆莢於秋冬季節成熟，將豆莢摘下晒乾外皮，取出豆仁，再將豆仁晒乾收藏，就是乾扁豆。通常白扁豆被用來當作藥品，煮粥也採用白扁豆。扁豆有多好吃？清代黃樹穀在《詠扁豆羹》詩中稱讚扁豆「烹調滋味美」。扁豆粥也一向被推崇為夏日解除暑熱的粥品，如果天熱心煩胃口差，不妨來碗扁豆粥。

作法

材料：乾白扁豆六十克或新鮮白扁豆一百克、白米一杯

水約十五杯（用鮮豆煮粥可酌量減少水分）

步驟：❶將白扁豆洗淨，放入鍋中，浸泡至少兩小時。

❷白米洗淨入鍋，加足量的水，浸泡約三十分鐘後，加入泡好的白扁豆，以大火煮滾，過程中可稍微攪拌。

❸轉小火，蓋上鍋蓋，慢熬至扁豆軟爛，白米成粥。

5

赤小豆粥

性味 味甘酸，性平，歸心、小腸經

功效 利濕消腫，養心補血

忌避 與茶、咖啡、牛奶同時食用會影響養分吸收

《日用舉要》：「消水腫。」又《綱目》方：「利小便，治腳氣，辟邪厲。」按兼治消渴，止泄痢、腹脹、吐逆。《服食經》云：「冬至日食赤小豆粥，可厭疫鬼。」即辟邪厲之意。

《日用舉要》中提到赤小豆粥可以「消水腫」。而《本草綱目》記載：「赤小豆粥可以利尿、治腳氣病、辟邪厲。」還兼治消渴、止瀉，消除腹脹、嘔吐等狀況。記載服食長生的《服食經》則說：「冬至吃赤小豆粥，可壓制疫鬼。」也就是辟邪厲的意思。

赤小豆是豆科植物，又稱紅飯豆，與紅豆相比，較細長而小，由於產量不多，一般普遍以藥效較弱的紅豆取代，而煮粥食療選用市售紅豆即可。紅豆的營養也十分豐富，含有維生素C、B_1、B_2、B_6、K，與蛋白質、澱粉、膳食纖維、皂苷、皂角素、葉酸、菸鹼酸，以及鈣、磷、鉀、鐵、鎂等礦物質。鐵、葉酸、維生素B群有助製造

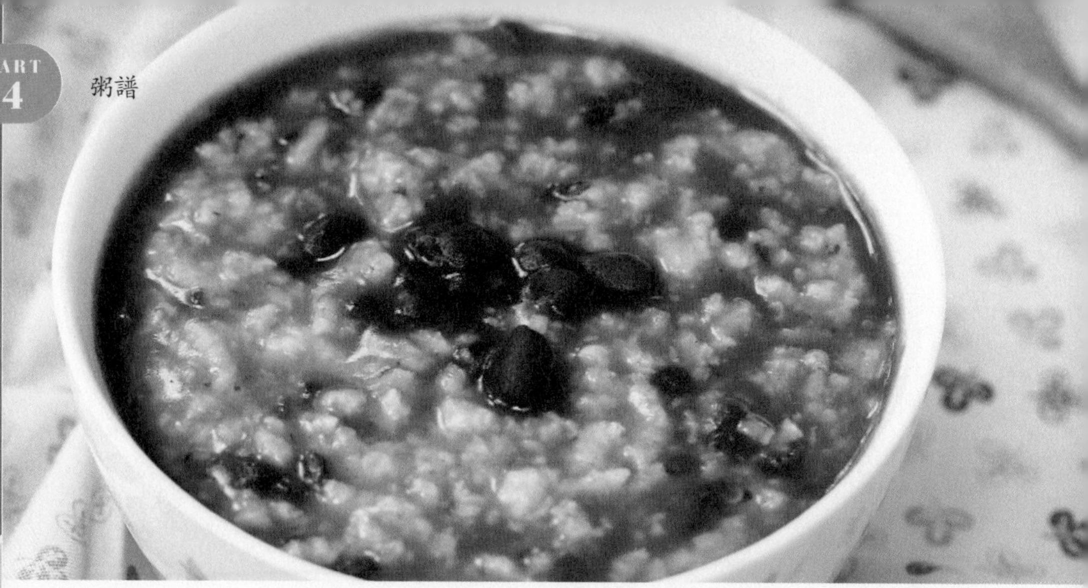

紅血球、保護心血管，而鉀則可減輕心臟負擔，中醫學上說赤色入心，紅豆就是其中之一，難怪李時珍稱赤小豆為「心之穀」。

紅豆的挑選以大而飽滿為佳，而且是愈新鮮愈好。新鮮的豆子水分含量高，較易煮爛，但外皮顏色反而較不鮮豔，選購時可以多留意。

作法

材料：紅豆半杯、白米一杯、水約十杯、紅糖適量

步驟：❶紅豆洗淨入鍋，加四杯水浸泡六小時，然後將紅豆熬至軟爛。

❷白米洗淨，放入鍋中，加足量的水，浸泡約三十分鐘。

❸倒入煮好的紅豆，以大火煮滾，過程中稍作攪拌。

❹轉小火，蓋上鍋蓋，慢熬至白米成粥。食用時可添加少許紅糖調味。

6

蠶豆粥

性味 味甘，性平，歸脾、胃經

功效 益脾利濕，健胃和中

忌避 患有蠶豆症者不可食

《山家清供》：「快胃和脾。」按兼利臟腑，《本經》不載。《萬表積善堂方》：「有誤吞針，蠶豆同韭菜食，針自大便出。」利臟腑可驗。煮粥宜帶露采嫩者，去皮用，皮味澀。

《山家清供》是一本宋代食譜，記載了當時盛行的各種豆粥，其中提到蠶豆粥：「能減輕胃部不適、加強腸胃道功能。」此外，蠶豆亦有利臟腑的功效。《萬表積善堂方》記錄著一段故事：「有人誤吞下針，後來將蠶豆和韭菜一起吃下肚，針就隨著大便排出了。」由此可以驗證蠶豆利臟腑的功能。煮粥最好使用帶露水的鮮嫩蠶豆，但由於皮味澀，要先去皮再使用。

蠶豆是豆科植物，據說是張騫出西域帶回來的，因此又名胡豆，除蛋白質含量高之外，還有澱粉、膳食纖維與維生素C、B_1、B_2、B_6，以及磷、鉀、鐵、鈉等礦物質成分。蠶豆可以消水腫，還能增強記憶力、降血壓血脂、預防心血管疾病，是非常適合老年人的食物。

通常藥膳食譜中教煮蠶豆粥，都是用陳蠶豆磨粉入粥；而曹庭棟則偏愛使用新鮮蠶豆。如果是用新鮮蠶豆煮粥，一定要將蠶豆洗淨，而且徹底煮熟後才能食用。

作法

材料：陳蠶豆粉五十克、白米一杯、水約十至十二杯

步驟：❶白米洗淨，放入鍋中，加足量的水，浸泡約三十分鐘，接著以大火煮滾。

❷轉小火，蓋上鍋蓋，慢熬成粥。

❸起鍋前將陳蠶豆粉以少許溫水調成泥狀，拌入粥內攪勻，再稍煮片刻即可。

7

綠豆粥

性味 味甘，性寒，歸心、胃經

功效 清熱解毒，利水消腫

忌避 腹瀉體虛者避免食用，避免在冬季食用

《普濟方》：「治消渴飲水。」又《綱目》方：「解熱毒。」按兼利小便，厚腸胃，清暑下氣，皮寒肉平。用須連皮，先煮汁，去豆下米煮。

明代由官方所編纂的《普濟方》，是中國史上最龐大的方書，其中描述綠豆粥時寫道：「可治療一直想喝水的消渴症狀。」《本草綱目》中則提到：「綠豆粥可解熱毒。」而綠豆粥還有利尿、強健腸胃、清暑下氣等功效。綠豆種皮性寒、豆仁性平，所以要連皮食用，才能發揮清熱功能。煮粥時，先將綠豆煮水，濾去豆子後，在綠豆水中放米煮成粥。

綠豆是豆科植物的種子，自古民間解毒都會想到用綠豆；而夏季暑熱襲人，綠豆粥不僅是清熱聖品，還能消水腫……可以說是經濟又簡單的常備食材。綠豆含有豐富膳食纖維，可促進腸胃蠕動、降血脂、預防動脈硬化，主要營養成分還有蛋白質、

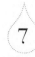

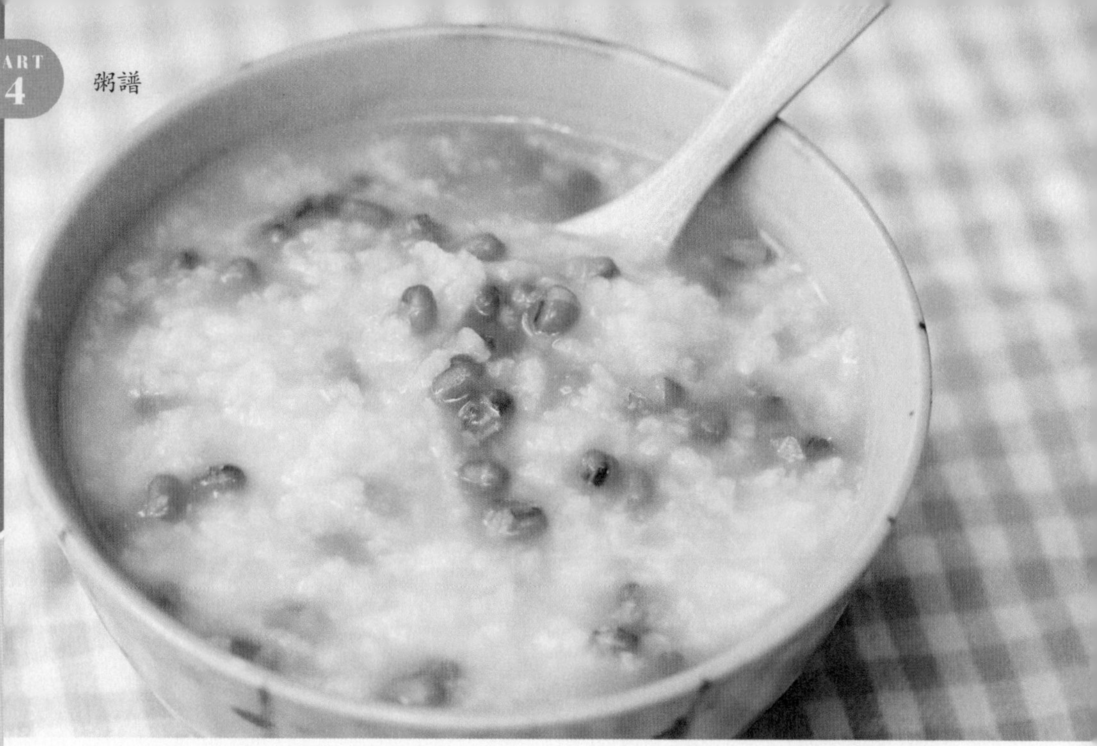

維生素A、B_1、B_2與鈣、磷、鐵等礦物質，據說比雞肉還要營養，因此被稱之為「濟世良穀」。

常見的綠豆種類，有種皮厚且油亮的油綠豆，和種皮略帶粉質、看似毛絨的毛綠豆。毛綠豆比較容易煮爛，口感也較綿密，如果要煮粥，可以選擇毛綠豆，和白米一起熬煮。

作法

材料：綠豆半杯、白米一杯
水約十二至十五杯

步驟：❶將綠豆洗淨入鍋，加水浸泡約兩小時。
❷白米洗淨，放入泡綠豆的鍋中，再浸泡三十分鐘，然後以大火煮滾。
❸轉小火，蓋上鍋蓋，慢熬至綠豆軟爛、白米成粥。

8

腐漿粥

性味　味甘，性平，歸脾、大腸經

功效　健脾養胃，潤肺補虛

忌避　容易腹瀉者避免食用

慈山參入。腐漿即未點成腐者，諸豆可製，用白豆居多。潤肺，消脹滿，下大腸濁氣，利小便，暑月入人汗有毒。北方呼為甜漿粥，解煤毒，清晨有肩挑鬻於市。

曹庭棟認可腐漿粥的功效，特別記錄於粥譜中。他表示，腐漿就是還沒有點鹵成豆腐的豆漿，很多豆都可以製作，但通常用白豆居多。可潤肺、消除腸胃脹滿，排除大腸濁氣及利尿，夏季暑熱能助人藉出汗排毒。北方稱為甜漿粥，可以解煤毒，清晨常有小販挑擔到市場上叫賣。

腐漿就是豆漿，以黃豆加水研磨成汁，過濾豆渣後煮熟而成。黃豆除含有優質的蛋白質、脂肪、膳食纖維、維生素B群，以及鉀、鈣、鎂、磷等礦物質外，最為人稱道的是富含異黃酮素，這是一種植物性的雌激素，可以防癌，並且減輕婦女生理期與更年期的不適。因此，除了老年人之外，女性更是非常適合長期飲用豆漿。而豆漿如果和澱粉類的食物一起吃，更能增加蛋白質的攝取，所以食用豆漿粥比只喝豆漿更有益。

煮豆漿粥用的豆漿可以買現成的，也可以買黃豆自行製作。只要將黃豆泡水一夜，以果汁機加水打成漿狀，接著用布袋過濾掉豆渣，將濾出的豆漿煮滾即可。黃豆與豆漿因為含有皂苷，一定要煮沸才能吃。

作法

材料：豆漿三杯、白米一杯、水約八杯、白糖適量

步驟：

❶ 白米洗淨入鍋，加水浸泡三十分鐘。

❷ 倒入豆漿，攪拌混合，以大火煮滾。

❸ 轉小火，蓋上鍋蓋，慢熬成粥。豆漿很容易沸騰溢出，要隨時注意開蓋降溫或輕輕攪拌。

❹ 起鍋時加入適量白糖調味。

9

胡桃粥

性味　味甘，性溫，歸腎、肺、大腸經

功效　補腎固精，補氣養血，溫肺潤腸

忌避　虛火旺、脾虛、腹瀉者避免食用

《海上方》：「治陽虛腰痛，石淋五痔。」按兼潤肌膚，黑鬚髮，利小便，止寒嗽，溫肺潤腸。去皮研膏，水攪濾汁，米熟後加入，多煮生油氣，或加杜仲、茴香，治腰痛。

這道粥品出自於唐代崔玄亮《海上集驗方》，書中記載：「胡桃粥可以治療陽虛腰痛、結石和痔瘡。」此外，可滋潤肌膚、讓鬚髮變黑，還能利尿、止咳、溫肺潤腸。將胡桃仁去皮，研磨成膏狀，加水攪拌後，將汁液濾出備用，接著煮好米粥，倒入湯汁煮滾。胡桃不要煮太久，因為會產生油氣。如果要治療腰痛，可加入杜仲和茴香一起煮。

胡桃又名核桃，一般是指胡桃核內的果仁，內含豐富油脂，並且為單元不飽和脂肪酸，可抗氧化、降低LDL低密度膽固醇（壞的膽固醇），並含有蛋白質、碳水化合物與鋅、錳、鉻、鈣、磷、鐵等多種礦物質，還有維生素B_2、E等成分。古法是研磨成膏取汁煮粥，但一般是將胡桃仁去皮研末或磨粉放入粥中即可。

中國人常說以形補形，胡桃仁跟大腦外觀十分類似，一直有補腦之說。事實上，胡桃對腦部的確有很好的滋補效果，老年人常吃能改善健忘、腎虛腰痛等衰老症狀，還能潤肌黑髮，因此有「長壽果」之稱。

作法

材料：胡桃粉六十克、白米一杯、水約十二杯

步驟：❶白米洗淨入鍋，加足量的水，浸泡約三十分鐘，以大火煮滾。

❷轉小火，蓋上鍋蓋，慢熬至米粒軟爛。

❸將胡桃粉以少許溫水調成稀泥狀，趁米汁尚未濃稠時拌入，繼續熬煮成粥。

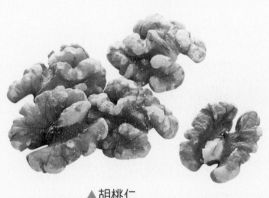

▲胡桃仁

10

砂仁粥

性味 味辛，性溫，歸脾、胃經

功效 暖脾和胃，溫中止瀉止嘔

忌避 陰虛有熱者避免食用

《拾便良方》：「治嘔吐，腹中虛痛。」按兼治上氣咳逆、脹痞，醒脾、通滯氣，散寒飲，溫腎肝。炒去翳，研末點入粥。

砂仁粥出自於《拾便良方》，其中記載：「可治嘔吐與腹部虛痛。」此外，砂仁粥還能治療因咳嗽造成的氣喘與胃脹氣，可以醒脾、消除氣滯、改善咳嗽狀況，且有溫腎肝的作用。煮粥時，將砂仁炒過去膜後，研磨成粉末狀，放入粥中調勻即可。

砂仁是薑科縮砂、陽春砂、綠殼砂等植物的種仁，這類植物多產於熱帶地區，如越南、泰國、緬甸一帶，在中國的廣東、海南也有栽培。砂仁氣味芬芳，含有辣味，可以助消化、暖脾胃，一般人胃脹胃痛、消化不良時，常會吃中藥配方的胃散，其中就有砂仁。

砂仁的芳香氣味來自樟腦、龍腦、橙花叔醇、皀苷等揮發性成分，所以要在起鍋前才放入，不可久煮。雖然在中藥上對於腎、肺、脾、胃都有補益功效，用途廣泛，但主要功能還是在調整腸胃道方面，因此，冬季腸胃不適時，可以來一碗砂仁粥，暖胃順氣，促進食慾。食用時可以加鹽或糖調味。

作法

材料：砂仁粉六克、白米一杯、水約八杯

步驟：❶白米洗淨入鍋，加足量的水，浸泡約三十分鐘，以大火煮滾。
❷轉小火，蓋上鍋蓋，慢熬成粥。
❸起鍋前撒入砂仁粉，拌勻後再沸騰，即可食用。

11

菊花粥

性味　味甘苦，性微寒，歸肝、肺經

功效　平肝明目，清熱解毒

忌避　胃寒腹瀉者避免食用

慈山參入。養肝血，悅顏色，清風眩，除熱解渴明目。煮粥，去蒂，晒乾磨粉和入。

菊花粥是曹庭棟親自吃過，感受到有功效，特別加入粥譜的粥品。他認為，菊花粥可以養肝血，讓臉色變好，減少頭暈目眩的狀況，並且能除熱解渴明目。如要煮粥，可將菊花去蒂，晒乾磨粉後放入。

菊花是菊科植物的花序部分，種類很多，但不是每種菊花都可以使用，必須是藥用或食用的菊花才能入粥。除了品種的緣故外，選擇食用等級的菊花，種植過程中的農藥控管也比較嚴格。目前使用最普遍的食用菊花，主要是杭白菊，在中藥店都可以買到，其他還有滁菊、黃菊花可選擇，但千萬不要隨便摘食野外生長的菊花。挑選菊花要認明有檢驗合格證書，如果聞起來有酸酸的刺鼻味，或者看起來顏色太白，就有

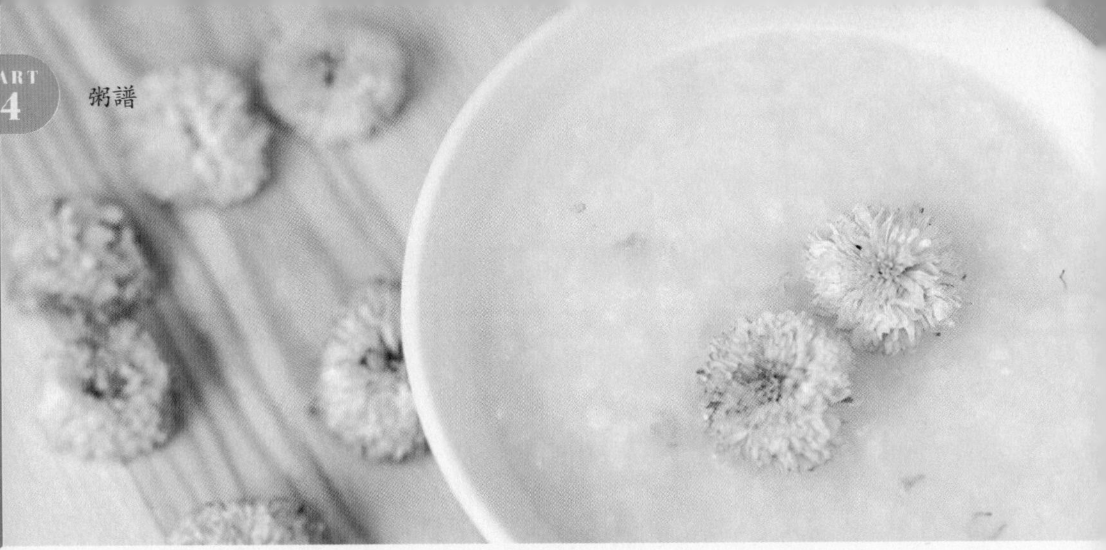

可能是用硫磺熏過。

菊花有因揮發性香精散發的香氣，還含有維生素A與B_1、多種氨基酸及鐵、鋅、銅、硒等礦物質成分，可以改善視力模糊，具有消炎、降血壓的功能；夏天經常飲用菊花茶，可避免中暑、清肝明目，使身輕有活力。以菊花入粥，可以磨粉加入，或水煎後濾汁煮粥。台灣的菊花多半是以茶葉做為檢驗類別，因此，用水煎汁，不要食用花朵是比較適當的做法。

作法

材料：菊花四十克、白米一杯、水約十杯

步驟：❶菊花先用熱開水沖洗，加入適量的水煮成濃茶，然後濾出汁液備用。

❷白米洗淨，放入鍋中，加足量的水，浸泡約三十分鐘。

❸將菊花汁液倒入鍋中，以大火煮滾。

❹轉小火，蓋上鍋蓋，慢熬成粥。

12

梅花粥

性味 味酸澀，性涼，歸肝、胃經

功效 疏肝理氣，健脾開胃

注意 梅花雖無毒性，食用仍要適量

《采珍集》：「綠萼花瓣，雪水煮粥，解熱毒。」按兼治諸瘡毒。梅花凌寒而綻，將春而芳，得造物生氣之先；香帶辣性，非純寒。粥熟加入，略沸。

梅花粥出自於《采珍集》：「取綠萼梅花瓣，以雪水煮粥，可以解熱毒。」還有治療瘡毒的功效。梅花雖然在寒天中綻放，但卻是在春天之始，生氣蓬勃益然，香中帶有辣性，而不是純寒。煮梅花粥時，在起鍋前才將梅花放入，稍微滾沸即可食用。

梅屬於薔薇科落葉喬木，以長江以南栽培最多，冬末春初開花，常見白色與紅色兩種，傳統中醫多用散發清香的綠萼白梅，尤其是含苞未放者。《山家清供》則用落花煮粥，「掃落梅英，撿淨洗之，用雪水同上白米煮粥，後熟入英同煮。」宋朝詩人楊城齋的詩中也記載著同樣作法：「才看臘後得春曉，愁見風前作雪飄，脫蕊收將熬粥吃，落英仍好當香燒。」

古人認為梅花的清香可開胃解鬱，入粥有助清陽之氣上升，讓人神清氣爽，在梅花綻放的乍暖還寒時節，賞梅時吃碗梅花粥，心情應該也會大好。據現代研究梅花發現，其含有多種揮發性精油，可調節神經、疏肝理氣；也因為梅花具有揮發性，入鍋後不可久煮，以免藥效散失。食用梅花粥之前，不妨先深呼吸，將藥氣吸入體內。

作法

材料：新鮮梅花一碗、白米一杯、水約八至十杯

步驟：❶ 梅花洗淨，瀝乾備用。
❷ 白米洗淨入鍋，加足量的水，浸泡約三十分鐘，接著以大火煮滾。
❸ 轉小火，蓋上鍋蓋，慢熬成粥。
❹ 起鍋前放入梅花，稍微攪拌後熄火。

13

杏仁粥

性味　味苦，性微溫，有小毒，歸肺、大腸經

功效　止咳平喘（尤其是外感咳嗽），腸躁便結

忌避　孕婦幼兒、陰虛咳嗽、腹瀉者避免食用

《食醫心鏡》：「治五痔下血。」按兼治風熱咳嗽，潤燥。出關西者名「巴旦」，味甘尤美。去皮尖，水研濾汁，煮粥微加冰糖。《野人閑話》云：「每日晨起，以七枚嚼，益老人。」

《食醫心鏡》是一本專論食療方譜的唐代古籍，書中記載杏仁粥功能是「治療五痔下血」。五痔，指牡痔、牝痔、脈痔、腸痔、血痔，是不同類型的痔瘡。此外，杏仁粥還可治療風熱型咳嗽，有潤燥功能。關外有種杏仁，味道甘美，名為巴旦（其實是扁桃仁，當零食吃的西洋杏仁果，並不是中藥的杏仁）。杏仁粥是將杏仁去皮尖後，以水研磨濾汁煮粥，再加少許冰糖調味。《野人閑話》中提到：「每天早上起來，細嚼慢嚥七枚杏仁，對老年人保健很有助益。」

杏仁是杏的核仁，又分南杏與北杏，兩者外觀類似，一般市面上見到都是去皮後的乳白色果仁。北杏味苦是苦杏仁，南杏味甘是甜杏仁。用於治療熱咳氣喘、腸躁便

秘。苦杏仁功效較強，用於入藥；甜杏仁溫和，常做為食用。杏仁有獨特的香味，很多人不敢吃，但它富含維生素E及多酚類、黃酮類成分，可以抗氧化、抗老化，降低LDL低密度膽固醇，預防心血管疾病。杏仁粥有助改善氣喘、浮腫、小便澀痛等症狀。

不過苦杏仁內含杏仁苷，雖能鎮咳卻有微量毒性，至人體內消化分解後會產生氫氰酸，一次不可食用太多。

作法

材料：杏仁粉二十克、白米一杯、水約十至十二杯

步驟：❶白米洗淨入鍋，加足量的水，浸泡約三十分鐘，以大火煮滾。
❷轉小火，蓋上鍋蓋，慢熬至米粒軟爛。
❸將杏仁粉以少許溫水調成稀泥狀，趁米汁尚未濃稠時拌入，繼續熬煮成粥。

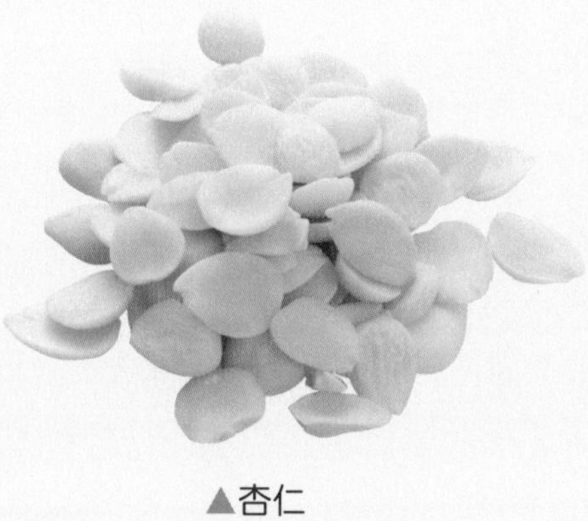

▲杏仁

14

麵粥

性味　味甘，性平，歸心、脾、腎經

功效　養心益腎，健脾厚腸

忌避　對麵粉麩質過敏者避免食用

《外台秘要》：「治寒痢、白瀉，麥麵炒黃，同米煮。」按兼強氣力，補不足，助五臟。《綱目》曰：「北麵性平，食之不渴；南麵性熱，食之發渴。」隨地氣而異也。

《外台秘要》是唐代所編著的醫學文獻巨著，很多古時的驗方都藉由此書獲得保存與傳承，其中提到麵粥：「可以治寒痢、腹瀉，將麵粉炒成黃色後，和米一起煮成粥。」而食用麵粥還能增強體力，攝取不足的營養，有益五臟的運行。《本草綱目》說：「北方的麵性平，吃了不會渴；南方的麵性熱，吃了會口渴。」這是因產地不同而特性不同。

麵粥是將麵粉炒過拌入粥中。麵粉在經過烘炒，去掉生粉味後，會聞到一股香氣，沖熱水拌勻，就是芳香無油的麵茶，可以促進食慾。麵糊與米粥都是容易消化吸收的食物，結合麵粉與穀類的營養，可快速補充能量，也較耐飽，適合體弱或牙口不好的人食用，連小孩子也可以常吃。米與麵粉的比例可以自行調整，隨個人喜好加糖或鹽來調味。

麵粉是由小麥磨製而成，依照蛋白質比例不同，分為高筋、中筋、低筋，愈高筋的蛋白質含量愈高。其他成分有澱粉、脂肪、礦物質與少量的維生素。如果要獲得更多維生素B群，可以選擇全麥麵粉。

作法

材料：麵粉六十克、白米一杯、水約八至十杯

步驟：❶炒鍋燒乾，轉小火，倒入麵粉，翻炒至顏色變黃、香氣溢出即關火，利用鍋子餘溫再炒一下，放涼備用。

❷白米洗淨入鍋，加水浸泡三十分鐘，以大火煮滾。

❸轉小火，蓋上鍋蓋，慢熬成粥。

❹將炒過的麵粉以少量溫水調成泥狀，拌入粥內，稍煮片刻即可起鍋。

15

龍眼肉粥

性味　味甘，性平，歸心、脾經

功效　開胃益脾，養心補血

忌避　痰濕肥胖體質者避免食用

慈山參入。開胃悅脾，養心益智，通神明，安五臟，其效甚大。《本草衍義》曰：「此專為果，未見入藥。」非矣。《名醫別錄》云：「治邪氣，除蠱毒，久服強魂輕身不老。」

曹庭棟將龍眼粥加入粥譜，他提到：「龍眼粥在開胃悅脾、養心益智、提神醒腦，以及調理安養五臟等方面，有很大的功效。」所以他對於《本草衍義》的主張：「龍眼只是種水果，並非藥材。」不以為然。再提出《名醫別錄》中記載：「龍眼可以治邪氣、除蠱毒，長久服用可強魂、輕身不老。」

龍眼是無患子科植物，又名桂圓、福圓、益智果，從西漢時期就開始栽種當作水果食用。藥用龍眼肉為龍眼果實乾燥加工而成；用於煮粥或料理，最好買已經去殼去核的龍眼肉，使用上比較方便，而且看得到果肉品質。挑選龍眼肉時，以顏色棕黃半透明，肉厚而柔韌者為佳。煮龍眼肉粥可以搭配白米，也可使用糯米或紫米，或者加

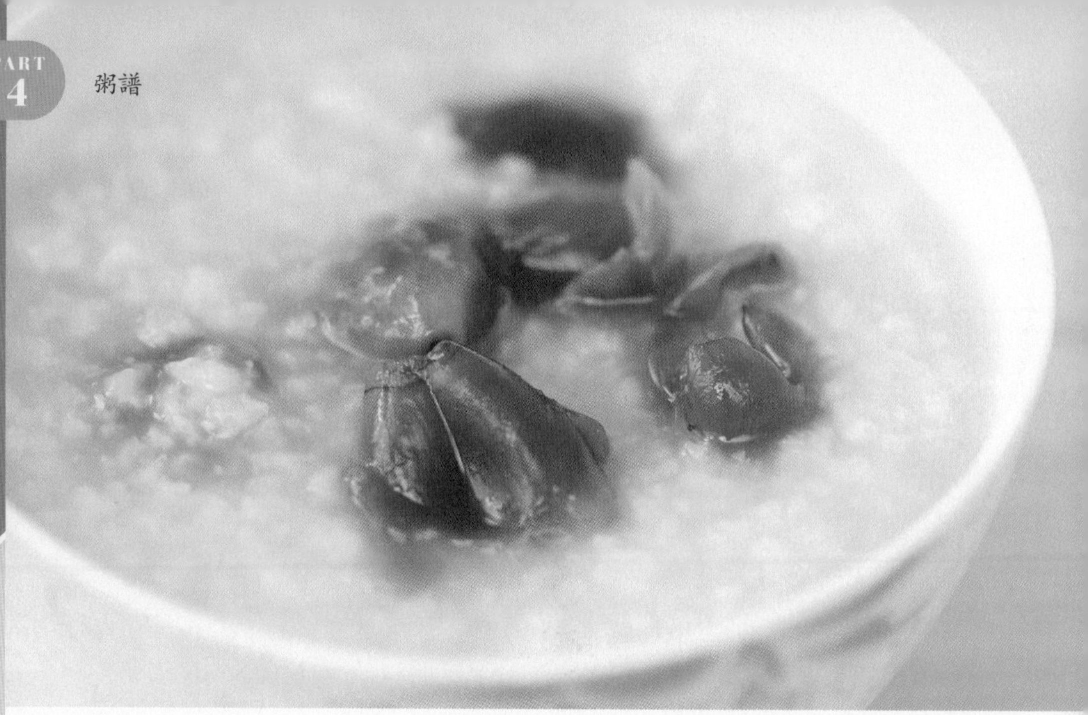

入大棗增加功效。

龍眼含豐富的醣類，還有鈣、鉀、磷、鐵等礦物質，以及維生素B_1、B_2、C和菸鹼酸等維生素，可促進血液循環、補養氣血，特別對於思慮過多造成的神經衰弱、健忘、失眠等症狀有相當助益，適合冬天手腳冰冷時食用。

作法

材料：龍眼肉三十克、白米或糯米一杯、水約十至十二杯、紅糖適量

步驟：
❶將結塊的龍眼肉剝散，以溫水沖洗備用。
❷米洗淨入鍋，加足量的水，浸泡約三十分鐘。
❸放入龍眼肉，開大火煮滾。
❹轉小火，蓋上鍋蓋，慢熬成粥。食用時可加入少許紅糖調味。

16

小麥粥

性味　味甘，性涼，歸心、脾、腎經

功效　除煩止渴，養心和血，益腎健脾

忌避　對小麥過敏者避免食用

《食醫心鏡》：「治消渴。」按兼利小便，養肝氣，養心氣，止汗。《本草拾遺》曰：「麥涼曲溫，麩冷麵熱，備四時之氣，用以治熱。」勿令皮拆，拆則性熱，須先煮汁，去麥加米。

唐代《食醫心鏡》是食療藥膳的經典之作，裡面記載著：「小麥煮粥可以治療口乾喝水無法止渴的症狀。」還能利尿，養肝氣，養心氣，止盜汗。《本草拾遺》則說：「小麥性涼，麥麴性溫，麥麩性冷，麵則性熱，由於小麥秋種夏收，歷經春夏秋冬，具備四季之氣，可以用來治熱病。」食用時不要去皮，去皮後小麥性質會轉為性熱，煮粥前要先水煎煮汁，再濾出汁液加米熬煮。

小麥為禾本科植物的種子，是重要的糧食作物，也是麵粉原料。其成分有澱粉、蛋白質、醣類、脂肪、纖維質與維生素B_1、B_2、B_3、B_6、E，還包括鉀、鎂、磷、鐵等礦物質，除了能夠迅速提供熱量外，小麥所含豐富的維生素B群有益神經，有消除煩躁的作用。

傳統小麥粥的作法，是將小麥加水熬煮取汁煮粥，或者搗碎加入米中同煮。煮法可依個人喜好及需求調整，如果不想浪費，最好是與米同煮，然後一起食用，才能攝取到現代人普遍缺乏的膳食纖維。

作法

材料：小麥半杯、白米一杯、水約十至十二杯

步驟：❶將小麥洗淨，放入鍋中，加水浸泡一小時。

❷放入洗淨的白米，再浸泡三十分鐘，稍作攪拌後，以大火煮滾。

❸轉小火，蓋上鍋蓋，慢熬成粥。

17

栗子粥

性味 味甘，性溫，歸脾、腎經

功效 補腎強精，健脾養胃

忌避 容易脹氣者少吃

《綱目》方：「補腎氣，益腰腳，同米煮。」按兼開胃、活血。潤沙收之，入夏如新。梵書名「篤迦」，其扁者曰「栗楔」，活血尤良。《經驗方》：「每早細嚼風乾栗，豬腎粥助之，補腎效。」

《本草綱目》中提到栗子粥，說：「栗子與米同煮成粥，可補腎氣，改善腰腳軟弱無力。」此外，栗子還有開胃、活血功能。在秋天收成後，將栗子埋在濕潤的沙中，直到入夏仍可保持新鮮。《梵書》稱栗為「篤迦」，扁狀的栗子又叫做「栗楔」，活血功能更好。元代《瑞竹堂經驗方》也有記載栗子的食療功效：「每天早晨細嚼風乾的栗子，再吃碗豬腎粥輔助，補腎功效良好。」

栗子是山毛櫸科植物栗樹的堅果，有許多種類，《本草綱目》中記載：「栗之大者為板栗，中心扁子為栗楔，稍小者為山栗。」栗子含豐富澱粉與糖分，還有不飽和脂肪酸，可以提供充分熱量，預防動脈硬化等疾病，還有維生素A、B群、C等多種

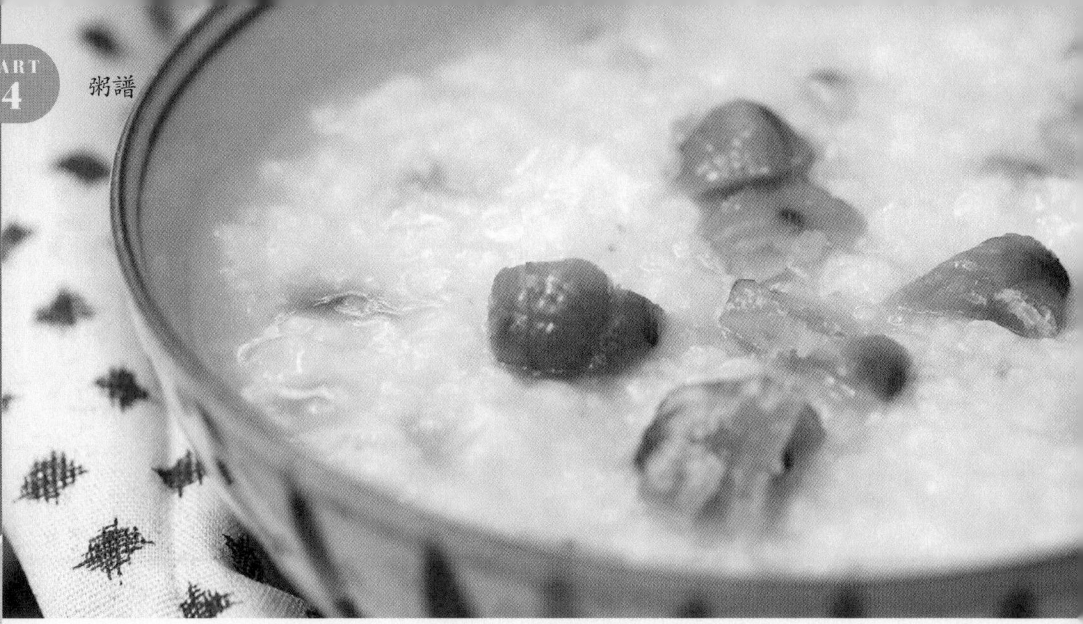

維生素，與鈣、磷、鉀、鎂等礦物質，營養豐富，是抗老養生的佳品。

雖然栗子有很多益處，但由於不容易消化，加上熱量高，要適量食用。栗子粥具甜味，不調味也可食用，但中醫認為鹹可入腎，如用於補腎，不妨以少許鹽調味。

作法

材料：新鮮栗子約二十個、白米或糯米一杯

水約十至十二杯

步驟：❶將栗子放入水中煮開五分鐘，取出以冷水沖涼，使殼肉分離，便於去皮。再把去好皮的栗子切碎或搗碎備用。

❷米洗淨，放入鍋中，加足量的水，浸泡約三十分鐘。

❸加入栗子，以大火煮滾。

❹轉小火，蓋上鍋蓋，慢熬至栗子軟爛即可。

18

佛手柑粥

《宦游日札》：「閩人以佛手柑作菹，並煮粥，香清開胃。」按其皮辛，其肉甘而微苦；甘可和中，辛可順氣，治心胃痛宜之。陳者尤良，入粥用鮮者，勿久煮。

性味 味甘辛、微苦，性溫，歸肝、脾、胃經

功效 行氣止痛，健脾開胃

忌避 陰虛有火，無氣滯症狀者與久瀉者避免食用

以佛手柑煮粥最早出現在《宦游日札》中，記載著：「福建人將佛手柑醃漬食用，也用來煮粥，味道香清開胃。」佛手柑兼具辛苦甘味，皮辛、果肉甘而微苦，甘味可使胃部舒適，辛味順氣，適用於治療心胃痛。陳年的佛手柑功效更佳。如用新鮮佛手柑煮粥，不可久煮。

佛手為芸香科植物，原本分布於中國廣東、福建及浙江一帶，除了製藥、當食物外，也製成蜜餞食用；台灣目前也有引進栽培。佛手柑是佛手的果實，成熟時表皮由綠轉黃，果實形狀很像手指，所以被稱為佛手柑。摘下的佛手柑，稍微晾乾，去除部分水分，切片晒乾或烘乾後儲存，就是在中藥行可買到的佛手柑片。

佛手柑果皮厚，含香柑油內酯、佛手柑素、芫荽酯、橙花醇等揮發性物質，氣味芬芳，可疏肝解鬱、理氣化痰，亦可和胃，增進食慾，有助於改善消化不良、胸腹脹悶等問題。

作法

材料：乾燥佛手柑三十克、白米一杯、水約八杯、冰糖適量

步驟：❶佛手柑洗淨切碎，放入鍋內，加水淹蓋過佛手柑約三公分，浸泡約三十分鐘。

❷將泡好的佛手柑移到爐上，煎煮二十至三十分鐘，放涼，濾出汁液。

❸白米洗淨，放入鍋中，加足量的水，浸泡三十分鐘後，倒入佛手柑汁液，以大火煮滾。

❹轉小火，蓋上鍋蓋，慢熬成粥，起鍋前加入少許冰糖調味。

19

柿餅粥

性味 味甘，性涼，歸肺、脾、胃、大腸經

功效 健脾止瀉，潤肺止咳

忌避 不可與蟹、地瓜、酸同食

《食療本草》：「治秋痢。」又《聖濟方》：「治鼻窒不通。」按兼健脾澀腸，止血止嗽，療痔。日乾為白柿，火乾為烏柿，宜用白者。乾柿去皮納甕中，待生白霜，以霜入粥尤佳。

唐代《食療本草》是根據《千金方．食治》增修而成，專論有療效的食物，其中提到：「柿餅粥治秋痢。」《聖濟方》也記載：「柿餅粥治鼻塞不通暢。」還能健脾止瀉、止血止嗽、治療痔瘡等。經日晒製成的柿餅為白柿，以火烘乾的叫烏柿，煮粥用白柿比較好。將乾柿去皮塞入甕中，等表面生出一層白霜，再將柿霜一起入粥熬煮更好。

柿是落葉喬木植物，成熟的果實呈橘紅色，可鮮食，也可製成柿餅。柿餅是將成熟柿子去皮，在陽光下曝晒風乾後製成，主要營養成分為蛋白質、醣類、單寧酸、維生素A、C及鉀、鈣、鎂、磷、碘等礦物質。食用柿餅可解酒，對高血壓、缺碘性甲

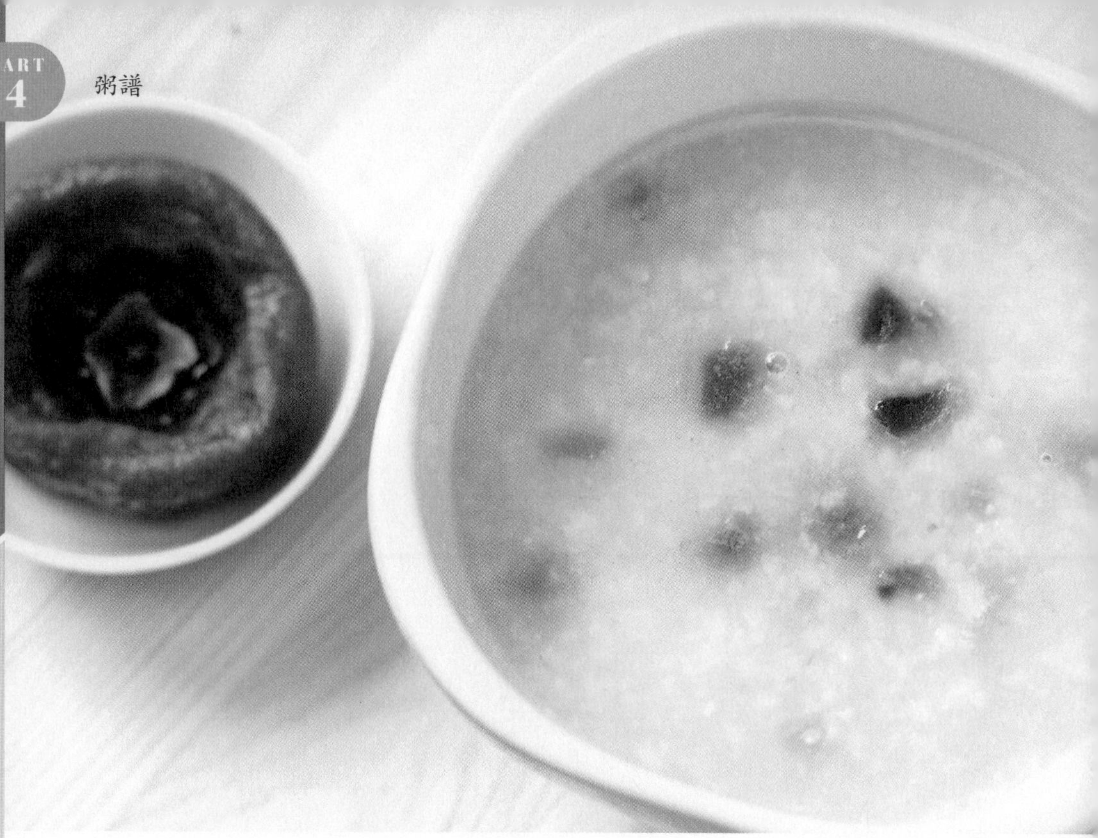

狀腺、痔瘡等疾病有助益。

柿餅表面的白粉並不是發霉，而是葡萄糖結晶，稱為柿霜，內含甘露醇、果糖等成分，可清肺熱、潤肺燥，改善咽喉乾痛、口瘡與熱咳等症狀。柿餅性涼，不適合空腹吃，多吃容易傷胃，但與米煮粥可緩和藥性，保護腸胃。

作法

材料：柿餅三個、白米一杯
水約八至十杯

步驟：
❶將柿餅切碎備用。
❷白米洗淨入鍋，加足量的水，浸泡約三十分鐘。
❸放入柿餅，以大火煮滾。
❹轉小火，蓋上鍋蓋，慢熬成粥。

20

胡麻粥

性味　味甘，性平，歸肺、脾、肝、腎經

功效　補肺，益肝腎，黑鬚髮，明耳目

忌避　腹瀉者避免食用

《錦囊秘錄》：「養肺耐饑耐渴。」按胡麻即芝麻，《廣雅》名「藤宏」。堅筋骨，明耳目，止心驚，治百病。烏色者名「巨勝」，仙經所重。栗色者香卻過之，炒研加水，濾汁入粥。

明清時期醫學家馮兆張所著《錦囊秘錄》中記載：「胡麻粥可以養肺，吃了耐饑渴。」胡麻就是芝麻，在《廣雅》一書中稱「藤宏」。食用胡麻粥可以堅固骨骼、耳聰目明、安撫心情、治療百病。黑芝麻別稱「巨勝」，在修仙書籍上很受重視；白芝麻雖然香，但味道太過。胡麻粥是將芝麻烘炒後，加水研磨，過濾去渣，再以濾汁煮粥。

胡麻，一般稱為芝麻，是胡麻科植物的乾燥種子，有黑芝麻與白芝麻兩種，入藥煮粥通常選擇黑芝麻。傳統中醫很早就記載芝麻的功效，如《神農本草》提到黑芝麻可「補五臟、益氣力、長肌肉、填髓腦，久服輕身不老」。黑芝麻含有油脂、醣類、蛋白質、芝麻素與維生素B_2、E與鈣等成分，營養豐富，常吃可滋補五臟與虛弱體質，身強體健後，便秘、貧血與少年鬚髮變白等狀況就自然改善了。

購買黑芝麻時要注意是否烘炒過，炒熟的芝麻較香，但保存期限短，如果是未烘炒過的，磨粉前要先將芝麻放入乾鍋稍微烘烤，香氣才會出來。

作法

材料：黑芝麻粉六十克、白米一杯、水約十至十二杯

步驟：❶白米洗淨入鍋，加足量的水，浸泡約三十分鐘，以大火煮滾。

❷轉小火，蓋上鍋蓋，慢熬成粥。

❸起鍋前將芝麻粉以少許溫水調成稀泥狀，拌入粥內，再稍煮片刻即可。

21

菱粥

性味 味甘，性平，歸胃、大腸經

功效 健胃養生，消暑止渴

忌避 腎臟病、糖尿病患者不宜多吃

《綱目》方：「益腸胃，解內熱。」按《食療本草》曰：「菱不治病，小有補益。」種不一類，有野菱生陂塘中，殼硬而小，曝乾煮粥，香氣較勝。

《本草綱目》藥粥方記載菱粥：「有益腸胃，解除虛火內熱。」在《食療本草》則提到：「菱雖不能治病，但吃了能補益身體。」而且菱不只一種，生長在陂塘中的野菱，殼硬而小，晒乾後煮粥，香氣更足。

菱粥是以水生植物菱的果實入粥，一般叫做菱角或菱實，古時也叫芰實，有長著尖角的特殊外型，果肉可生食也可熟食。《本草綱目》中是以菱角磨粉煮粥。菱角肉口感與營養價值和栗子不相上下，所以也有水栗的別稱。在秋季菱角收成時，市場上可以買到新鮮菱角，蒸煮後當零食，香甜味美，用來煮粥也很好。現代有冰箱可利用，不妨趁盛產多買一些，去殼後分裝成袋，放入冷凍庫儲藏，就能隨時以新鮮的菱

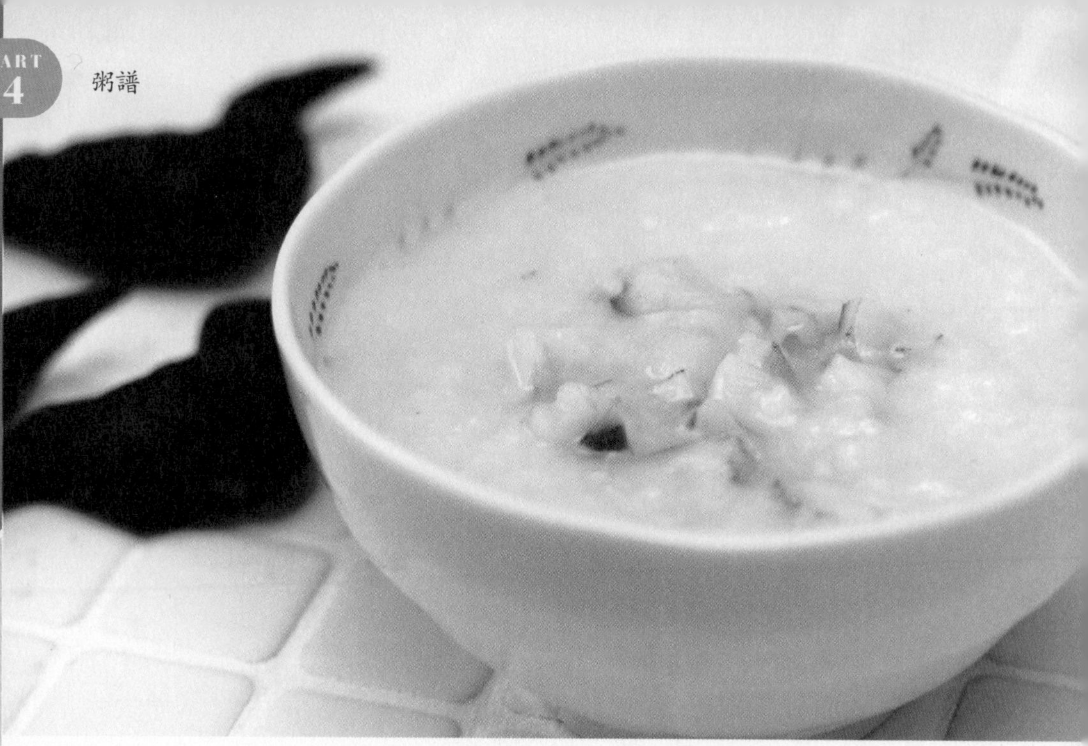

角煮粥。

菱角肉營養價值極高，包括澱粉、蛋白質、維生素B_1、B_2、B_3、C，以及鈣、鉀、磷、鐵、鋅等礦物質。由於是具有熱量的優質營養素，可代替其他穀物成為主食，提供飽足感，所以脾胃虛弱、營養不良者可經常食用菱粥。而且據現代學者發現，菱角還具有防癌效果。

作法

材料：新鮮菱角約二十個、白米一杯
水約十至十二杯

步驟：❶將菱角去殼，切碎備用。
❷白米洗淨入鍋，加足量的水，浸泡三十分鐘。
❸放入切碎的菱角肉，以大火煮滾。
❹轉小火，蓋上鍋蓋，慢熬成粥。

22

蘇子粥

性味　味辛，性溫，歸肺、大腸經

功效　止咳化痰，順氣潤腸

忌避　大便稀溏者避免食用

《簡便方》：「治上氣咳逆。」又《濟生方》：「加麻子仁，順氣順腸。」按兼消痰潤肺。《藥性本草》曰：「長食蘇子粥，令人肥白身香。」《丹房鏡源》曰：「蘇子油能柔五金八石。」

《簡便方》中提到：「蘇子粥可治療咳喘症狀。」《濟生方》則補充：「蘇子粥加上大麻仁，可以幫助排氣順腸。」此外，還有化痰潤肺的功效。而《藥性本草》記載：「長期食用蘇子粥，會令人身體肥白有香味。」《丹房鏡源》說：「蘇子油能柔和金、銀、銅、鐵、錫五金與硃砂、雄黃、雲母、硫磺等八種礦石。」

蘇子是唇形科草本植物紫蘇的成熟種子，在秋季果實成熟時採收，清理晒乾後儲藏備用。可生用也可炒用，也有人以蜜炙用來潤肺。蘇子表面是深棕色，有網紋，種仁是黃白色的，使用時將殼搗碎，會聞到散發出來的辛香氣。

由於蘇子富含油脂，出油率達百分之四十五，有潤便通腸的功效，腸躁便秘者可以經常食用。蘇子油含有高比例的亞麻油酸、亞麻酸等人體必需脂肪酸，可以降血脂、抑制過敏與發炎症狀。此外，蘇子中還有蛋白質、多種氨基酸與維生素等成分。

作法

材料：蘇子十五克、白米一杯、水約十杯、紅糖適量

步驟：❶將蘇子研磨成泥狀備用。
❷白米洗淨，放入鍋中，加足量的水，浸泡三十分鐘。
❸加入蘇子泥拌勻，以大火煮滾。
❹轉小火，蓋上鍋蓋，慢熬成粥。食用時加入適量紅糖調味。

23

萊菔子粥

性味　味甘辛，性平，歸肺、脾、胃經
功效　消食除脹，化痰平喘
忌避　氣虛體弱者、服食補氣藥物者避免食用

《壽世青編》：「治氣喘。」按兼化食除脹，利大小便，止氣痛。生能升，熟能降；升則散風寒，降則定喘咳。尤以治痰、治下痢，厚重有殊績。水研濾汁加入粥。

清代醫學專著《壽世青編》中記載：「萊菔子粥可治氣喘。」還能幫助消化積食，排除脹氣，利大小便，緩止腸胃脹氣造成的疼痛。生食能升，熟食能降；升可祛散風寒，降則可鎮定喘咳。尤其是在化痰、治下痢方面有顯著功效。萊菔子入粥，要先以水研磨，再濾出汁液加入粥裡同煮。

萊菔子是十字花科植物萊菔的種子，也就是蘿蔔的種子，又名蘿蔔子，乾燥後保存可做藥材。萊菔子有分生與炒兩種，炒過可以加強效果，所以煮粥時可將萊菔子炒過再使用。

萊菔子的成分中含有揮發性物質，以及油脂、萊菔素等，可以刺激消化腺分泌，

利尿利膽，抑制葡萄球菌與大腸桿菌，是消除腸胃脹氣、化痰的常用藥物。年節期間暴飲暴食，很適合吃一碗萊菔子粥，幫助腸胃運作，但這道粥品的功用在於消化、發散，如果沒有症狀，就不需要繼續食用。

此外，若有在服食補氣的滋補品，如人參、熟地黃等，要避免食用萊菔子粥，否則會抵消補藥的效力。

作法

材料：萊菔子二十克、白米一杯、水約八至十杯

步驟：❶將萊菔子以乾鍋炒至香氣散出，放涼後研磨成末備用。

❷白米洗淨，放入鍋中，加足量的水，浸泡約三十分鐘，以大火煮滾。

❸轉小火，蓋上鍋蓋，慢熬成粥。起鍋前拌入萊菔子粉末，再稍煮片刻即可。

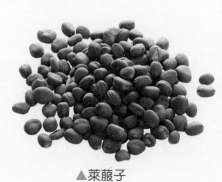

▲萊菔子

24

枳椇粥

慈山參入。按俗名「雞距子」，形捲曲如珊瑚，味甘如棗。《古今注》：「名樹蜜。」除煩清熱，尤解酒毒，醉後次早空腹食此粥頗宜。老枝嫩葉，煎汁倍甜，亦解煩渴。

性味 味甘酸，性平，歸肺、胃經

功效 清涼利尿，生津止渴，解酒毒

忌避 脾胃虛寒者避免食用

曹庭棟在粥譜中加入了枳椇粥，介紹枳椇子俗稱「雞距子」，也有人稱「雞爪梨」，外形捲曲如珊瑚，味道甘甜如棗。《古今注》則記載枳椇「別名樹蜜」，有除煩清熱的功效，尤其是可以解酒，很適合宿醉第二天早上空腹食用。除了果實外，使用老枝嫩葉煎汁非常甘甜，也能解除煩渴的症狀。

枳椇子是鼠李科植物枳椇乾燥後的成熟果實，外觀呈圓形，生長在扭曲的果梗上，因此有「拐棗」之稱。枳椇收成果實時，常連果柄一起採收，其果柄也有藥效，而果實經過乾燥後，就是中藥的枳椇子，最著名的功效是解酒，從宋朝開始，人們就知道枳椇子可解酒毒。現今韓國市面上有許多保肝營養品與解酒液，都是以枳椇子為

主要原料。

枳椇子含有蘋果酸鈣、葡萄糖、蔗糖、果糖、有機酸、維生素等成分，能生津止渴、清熱除煩。酒醉時食用枳椇粥，可縮短醉酒時間，保護肝臟，緩解酒精中毒的狀況。

作法

材料：枳椇子三十克、白米一杯、水約八至十杯

步驟：❶將枳椇子放入鍋中，加水淹蓋過枳椇子約三公分，先以大火煮滾，再改小火煎煮，過濾取濃汁備用。

❷白米洗淨入鍋，加足量的水，浸泡約三十分鐘。

❸倒入枳椇子藥汁，以大火煮滾。

❹轉小火，蓋上鍋蓋，慢熬成粥。

25

大棗粥

性味　味甘，性溫，歸脾、胃經

功效　補中益氣，調和氣血

忌避　痰濕肥胖體質者避免食用

慈山參入。按道家方藥，棗為佳餌，皮利肉補。去皮用，養脾氣，平胃氣，潤肺止嗽，補五臟，和百藥。棗類不一，青州黑大棗良，南棗味薄微酸，勿用。

曹庭棟在粥譜中記錄了大棗粥，指道家方藥認為大棗是好東西，其皮利肉補。使用時去皮，可以增強脾胃消化功能，潤肺止咳，滋補五臟，調和百藥，減少副作用。棗的種類不只一種，山東青州黑大棗品質最好，南方所產的棗味道薄而微酸，不建議使用。

大棗是鼠李科落葉喬木棗樹的乾燥果實，主要產區在中國北方，如河北、河南、山東、陝西等地，果實於秋天成熟，採收晒乾後儲藏。依照加工方式不同，大棗又分紅棗與黑棗，紅棗是直接晒乾，黑棗經過燻製，入藥多以紅棗為主，所以一般用到大棗時，多稱為紅棗，常見品種有西河棗與雞心棗，品質與藥性以較小的雞心棗為佳。

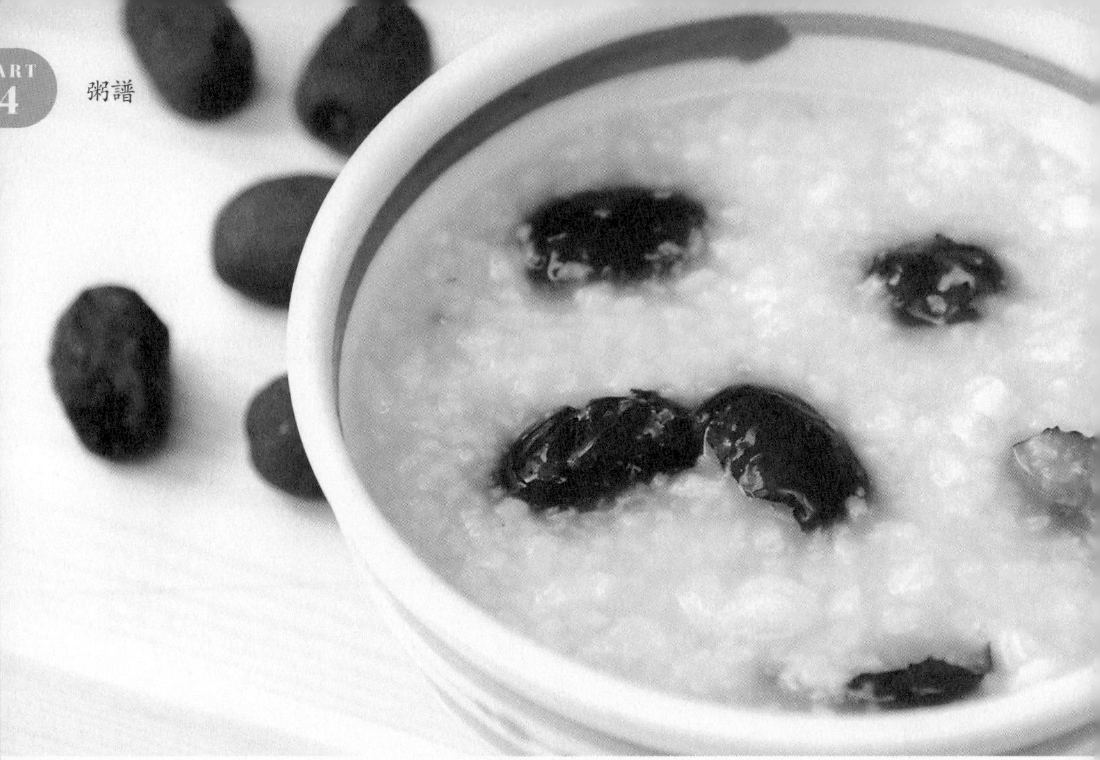

大棗的成分包括蛋白質、醣類、多種有機酸，維生素A、B2和大量的維生素C，以及鈣、磷、鐵等多種礦物質，營養豐富，為百果之冠，有天然維生素之稱。食用大棗能增加血液帶氧量，治療女性貧血、低血壓、血虛等，還可以改善失眠、煩躁等更年期症狀，因此民間俗諺說：「一天吃仨棗，一生不嫌老。」

作法

材料：大棗三十克、白米一杯
水約十至十二杯、冰糖適量

步驟：❶將大棗洗淨，去核備用。
❷白米洗淨入鍋，放入大棗，加水浸泡約三十分鐘後，以大火煮滾。
❸轉小火，蓋上鍋蓋，慢熬成粥。起鍋前加入少許冰糖調味。

26

酸棗仁粥

性味　味甘酸，性平，歸心、肝、膽經
功效　養心斂汗，安神助眠
忌避　大便稀薄者避免食用

《聖惠方》：「治骨蒸不眠，水研濾汁，煮粥候熟，加地黃汁再煮。」按兼治心煩，安五臟，補中益肝氣。《刊石藥驗》云：「多睡生用，便不得眠。炒熟用，療不眠。」

酸棗仁粥出自《太平聖惠方》，書中提到：「酸棗仁粥可以治療虛火潮熱引起的失眠。作法是以水研磨後，過濾出汁液煮粥，等粥煮得差不多，再加入地黃汁煮滾。」酸棗仁粥還可以除心煩，安五臟，補中益肝氣。《刊石藥驗》說：「酸棗仁生吃可以改善嗜睡情況，治療失眠則炒熟食用。」

酸棗是鼠李科植物，酸棗仁為酸棗樹的成熟種子，主要產於中國北方，如河北、陝西、山西、山東等地。酸棗果實於秋末成熟，採收後除去果肉，將果核碾碎，取出種子，就是酸棗仁。藥用的酸棗仁則經過晒乾後保存，挑選時以飽滿、外皮紫紅有光澤、種仁呈黃白色、無核殼者較佳。

酸棗仁含維生素C、油脂、蛋白質、白樺脂醇、白樺脂酸等成分，有鎮定、鎮痛、安眠等作用，因此，酸棗仁粥可以說是一帖助眠粥品。現代人壓力大，心神常受到外界影響，尤其是更年期女性，容易有情緒不穩、失眠、潮熱等症狀，都可以利用酸棗仁粥來調養。

作法

材料：酸棗仁五十克、白米一杯、水約八至十杯

步驟：❶將酸棗仁磨碎，放入鍋中，加水淹蓋約高出三公分，先以大火煮滾，再改小火煎煮二十分鐘，過濾後取濃汁備用。

❷白米洗淨入鍋，加足量的水，浸泡約三十分鐘。

❸倒入酸棗仁藥汁，以大火煮滾。

❹轉小火，蓋上鍋蓋，慢熬成粥。

27

枸杞子粥

性味　味甘，性平，歸肝、腎經

功效　補腎益精，養肝明目，補血安神

忌避　有發炎感染或熱性體質者避免食用

《綱目》方：「補精血，益腎氣。」按兼解渴除風，明目安神。諺云：「去家千里，勿食枸杞。」謂能強盛陽氣也。《本草衍義》曰：「子微寒，今人多用為補腎藥。」未考經意。

《本草綱目》粥方記載枸杞子粥：「可以補精血、益腎氣。」還能解渴除風、明目安神。俗諺說：「去家千里，勿食枸杞。」是因為枸杞子能強盛陽氣，已婚男性若離家太久，吃了枸杞子，性慾旺盛，妻子就得擔心了。而《本草衍義》則說：「枸杞子微寒，現多用來當補腎藥。」不過這種說法並未驗證過。

枸杞子是茄科落葉灌木植物枸杞的果實，每年秋季採收，以日晒乾燥後製成。購買時要挑選顆粒大、肉厚柔軟、種子少者為佳，但要注意雖然挑外表紅潤的，但顏色若過於鮮豔，有可能是用硫磺燻過，嘗起來有奇怪的酸味就不要買。

枸杞子含有豐富的胡蘿蔔素、維生素B群、維生素C、多種氨基酸與鈣、磷、

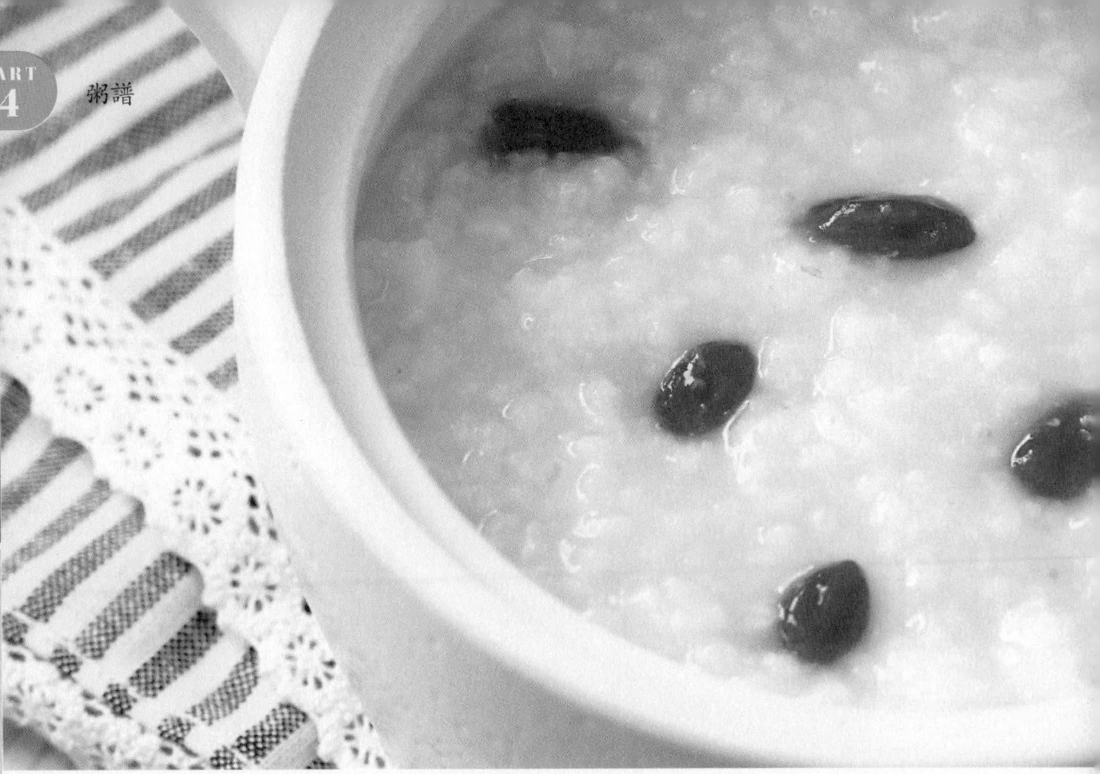

鐵等礦物質成分，可強壯筋骨、保護肝臟、增進老人視力、促進造血能力、提升與調節免疫力，加上藥性平和，可藥用又兼食補，適合大多數人長期服用，因此從古代就很受重視，常用於抗老延壽，有「卻老」的別稱。近年來使用3C產品人口激增，使得大家眼力大傷，不妨平時多食用枸杞子粥，保養靈魂之窗。

作法

材料：枸杞子五十克、白米一杯
水約八至十杯

步驟：
❶ 以水沖洗枸杞子表皮上的灰塵雜質。
❷ 白米洗淨，放入鍋中，加足量的水，浸泡約三十分鐘。
❸ 加入枸杞子，以大火煮滾。
❹ 轉小火，蓋上鍋蓋，慢熬成粥。

28

車前子粥

性味　味甘，性寒，歸腎、肝、肺經

功效　利尿通淋，清肝明目，清肺化痰，去濕止瀉

忌避　內傷勞倦者避免食用

《肘後方》：「治老人淋病，綿裹入粥煮。」按兼除濕，利小便明目，亦療赤痛，去暑濕，止瀉痢。

《肘後方》內容主要是以內科急症為主，由東晉葛洪編著，是一本輕薄短小的方書，可以綁在肘後，所以稱為《肘後方》，書中提到車前子粥：「可以治療老人泌尿道系統的疾病，作法是以棉布袋包裹車前子，放入粥中同煮。」此外，車前子粥還有除濕、利尿、明目的功用，可治療眼睛赤痛，還能去暑濕、治療嚴重的水瀉。

車前子是車前科植物車前草的成熟種子，又名車前實、蝦蟆衣子。車前草是野生植物，在郊外山野中常能看到，通常在夏、秋二季採收成熟的果穗，晒乾取出種子，去除雜質後製成。

車前子中含大量黏液質，主要成分有琥珀酸、膽鹼、車前子酸、車前子苷、油脂、維生素A、B等，可清熱去濕，還有輕微抑制葡萄球菌、桿菌的功效，有助於利尿、治療尿道炎，也有清肺止咳及祛痰的作用。由於車前子性寒，以米煮粥可緩和副作用，保護胃氣。中老年人如果常發生尿道炎、氣管炎，可以食用車前子粥預防疾患。

作法

材料：車前子三十克、白米一杯、水約八至十杯

步驟：❶將車前子放入鍋中，加水淹蓋約高三公分，先以大火煮滾，再改小火煎煮約二十分鐘，以紗布或棉布袋過濾，取濃汁備用。
❷白米洗淨入鍋，加足量的水，浸泡約三十分鐘。
❸倒入車前子藥汁，以大火煮滾。
❹轉小火，蓋上鍋蓋，慢熬成粥。

29

松仁粥

性味　味甘，性溫，歸肺、大腸經

功效　滋陰潤肺，潤腸通便

忌避　容易腹瀉、脹氣、食慾不振、痰多者不宜食用

《綱目》方：「潤心肺，調大腸。」按兼治骨節風，散水氣寒氣，肥五臟，溫腸胃。取潔白者，研膏入粥。色微黃，即有油氣，不堪用。

《本草綱目》記載：「松子仁粥可以潤心肺、調理大腸。」此外，也有一說松仁可以治療風濕關節的毛病，驅散體內的水氣與寒氣，滋潤五臟，溫暖腸胃。挑選時要選顏色潔白的，松仁顏色微黃，通常都會有油氣味，不能使用。如果要做松仁粥，只要將松仁研磨成膏泥狀，放入粥中即可。

松仁是松樹的種子，又稱松子、海松子，生產松仁的松樹多生長於中國東北一帶，秋後松果成熟，鱗片張開後，裡面的種仁就是松仁。古時新羅（現今韓國）的松仁，因肉質香美也非常著名。

松仁等堅果類食材有益於中老年人保健。富含油脂與維生素E的松仁，自古以

來就是上好的補潤之品。味甘補血，血氣充足，身體就強健。松仁成分中含有醣類及多種礦物質，如鈣、磷、鐵、鉀、鈉、鎂、錳、鋅、銅、硒等，常吃能預防心血管疾病，延年益壽，輕身不老，難怪有仙人之食的美譽。

作法

材料：松仁粉六十克、白米一杯
水約八至十杯、蜂蜜少許

步驟：❶白米洗淨，放入鍋中，加足量的水，浸泡約三十分鐘，接著以大火煮滾。
❷轉小火，蓋上鍋蓋，慢熬成粥。
❸起鍋前將松仁粉以少許溫水調成稀泥狀，拌入粥內，稍煮片刻即熄火。食用時以少許蜂蜜調味。

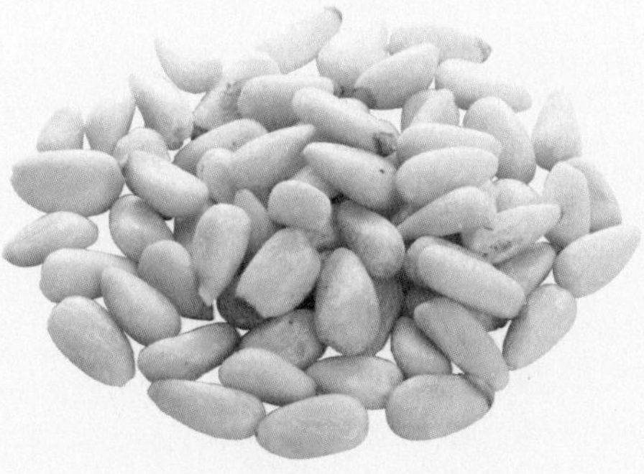

▲松仁

30

郁李仁粥

性味　味辛苦甘，性平，歸大腸、小腸經

功效　潤腸通便，利水消腫

忌避　孕婦不宜食用

《獨行方》：「治腳氣腫，心腹滿，二便不通，氣喘急。水研絞汁，加薏苡仁入米煮。」按兼治腸中結氣，泄五臟膀胱急痛。去皮，生蜜浸一宿，漉出用。

唐代韋宙所編《獨行方》是當時著名方書之一，裡面記載：「郁李仁粥可治腳氣病、腹部鼓脹、便秘、小便不利、氣喘。作法是以水研絞，濾出汁液，加入薏苡仁和米煮成粥。」治療腹部脹氣，清瀉五臟熱火，緩解膀胱急痛，可除去郁李仁種皮，以蜂蜜浸泡一晚，濾掉蜜汁後食用。

郁李仁是薔薇科落葉灌木歐李或郁李的成熟種子，主要產於河北、山東、遼寧、內蒙古等地。秋季果實成熟時採摘，除去果肉，去殼取出表皮棕色、內部乳白色的種仁，經晒乾後做為藥材。除了直接使用外，也會依照不同需求予以炮製，例如蜜浸、烘炒、研磨去油製成霜粉狀。煮粥一般是用乾燥過的果仁。

郁李仁主要成分包括大量的油脂、苦杏仁苷、郁李仁苷、皂苷、熊果酸，可促進腸道蠕動，通便效果顯著，有幫助排氣、排便、消除水腫等功能。由於主治瀉下，並非用於滋補，食用時以米湯相佐，可以緩和藥性，保護身體。但是要注意，便秘或脹氣等狀況好轉後，就要停止食用。

作法

材料：郁李仁三十克、白米一杯、水約八至十杯

步驟：❶將郁李仁洗淨，加水研磨成泥，放入鍋中，加入二至三杯水，以小火煎煮約二十分鐘，過濾取汁備用。
❷白米洗淨入鍋，把剩下的水倒進去，浸泡約三十分鐘。
❸加入郁李仁藥汁，攪拌一下，以大火煮滾。
❹轉小火，蓋上鍋蓋，慢熬成粥。

31

花椒粥

性味 味辛，性熱，歸脾、胃、腎經

功效 溫中止痛，殺蟲止癢

忌避 肺脾有熱、陰虛火旺者避免食用

《食療本草》：「治口瘡。」又《千金翼》：「治下痢腰腹冷，加炒麵煮粥。」按兼溫中暖腎，除濕，止腹痛。用開口者，閉口有毒。《巴蜀異物志》：「出四川清溪縣者良。」香氣亦別。

《食療本草》記載：「花椒粥可以治療口瘡。」而《千金翼》也提到：「治下痢和腰腹寒冷造成的病症，可用花椒加炒過的麵粉煮粥食用。」此外，花椒還能溫中暖腎，袪除體內寒濕，止腹痛。選用花椒要挑爆開口的，未開口的有毒。《巴蜀異物志》中說：「四川清溪縣的花椒品質優良。」香氣也特別。

花椒是芸香科植物花椒樹乾燥的成熟果實，辛香氣濃郁，以四川所產品質最佳，稱為川椒，是開胃提神的香料，也是中藥的一種，主要成分包括揮發性物質、生物鹼、香豆素和有機酸等，有局部麻醉鎮痛、抑菌抗炎、抗氧化與殺蟲功效。

《本草綱目》說花椒是純陽之物，入肺讓人發汗散寒，治風寒咳嗽，入脾暖胃燥濕，可消食除脹、治心腹冷痛與腹瀉；入右腎可補火，治陽衰頻尿、盜汗、早洩等症，能改善種種因寒濕帶來的不適症狀，還可以止牙痛、殺蛔蟲。體質適合的人食用花椒粥能祛風寒，讓臉色紅潤、烏髮明目，但最好間斷服食。煮粥用的花椒建議買品質好的花椒粒自行磨粉，而不要直接使用市售花椒粉。

作法

材料： 花椒粉三克、白米一杯

水約八至十杯、蔥白一支、白糖適量

步驟： ❶ 蔥白洗淨切段備用。

❷ 白米洗淨入鍋，加足量的水，浸泡約三十分鐘，放入蔥白段，以大火煮滾。

❸ 轉小火，蓋上鍋蓋，慢熬成粥。起鍋前拌入花椒粉，以少許白糖調味，再稍煮片刻即可。

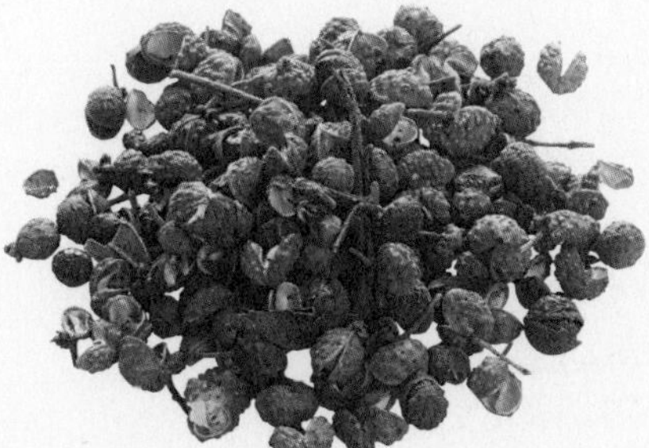

▲花椒

32

吳茱萸粥

性味 味辛苦，性熱，有小毒，歸肝、脾、胃、腎經

功效 散寒止痛，溫中止嘔，助陽止瀉

忌避 孕婦與陰虛火旺者避免服用

《壽世青編》：「治寒冷、心痛、腹脹。」又《千金翼》：「酒煮茱萸，治同。此加米煮，檢開口者，洗數次用。」按兼除濕、逐風、止痢。周處《風土記》：「九日以茱萸插頭，可辟惡。」

尤承所編撰的《壽世青編》是清代養生專著，書中記載吳茱萸粥：「可治療陰寒造成的疾病，以及心痛和腹脹。」而孫思邈所著的《千金翼方》則提到：「以酒煮茱萸，可治療相同病症，在此加米煮粥，要挑選開口的，清洗數次後使用。」吳茱萸粥還有除濕、逐風、止痢的功能。周處在《風土記》中寫道：「九日（重陽）將茱萸插在頭上可以避邪。」

吳茱萸有幾個品種，為芸香科落葉灌木或小喬木植物吳茱萸、變種石虎或疏毛吳茱萸接近成熟的果實，在果實尚未裂開前要採收，可生用或乾燥使用。

吳茱萸在傳統醫學中用於溫中止痛，治療胃寒腹痛的疾病，主要成分包含吳茱萸

烯、羅勒烯、吳茱萸內酯、吳茱萸內酯醇等揮發性物質，以及吳茱萸酸、吳茱萸苦素及吳茱萸鹼、吳茱萸次鹼等多種生物鹼，具有讓體溫升高的功能，也有鎮痛作用。

食用吳茱萸粥可改善虛寒久瀉不止、頭痛、胃寒吐酸水、腹部冷痛等症狀，但由於性味辛熱，多食容易耗氣動火，產生眩暈、視力障礙等副作用，因此一旦症狀消失就要停止食用。

作法

材料：吳茱萸粉四克、白米一杯、水約十至十二杯、生薑兩片、紅糖少許

步驟：❶白米洗淨，放入鍋中，加足量的水，浸泡約三十分鐘，以大火煮滾。

❷轉小火，蓋上鍋蓋，慢熬成粥。

❸最後放入吳茱萸粉與薑片，用少許紅糖調味，攪拌均勻，再稍煮片刻即可。

33

藕粥

性味 味甘澀，性平，歸肺、肝、胃經

功效 收斂止血，散瘀，清涼止渴，開胃消食

忌避 婦女生理期或產後避免食用

慈山參入。治熱渴，止瀉，開胃消食，散留血，久服令人心歡。磨粉調食，味極淡，切片煮粥，甘而且香。凡物製法異，能移其氣味，類如此。

曹庭棟認為藕粥可以治熱渴、止瀉、開胃消食、散瘀血，常吃可以讓人心情愉悅。將藕磨成粉與粥調和，味道極為清淡，如切成片煮粥，則味道甘且香。通常食物製作方法不同，能改變氣味，依此類推。

藕，是蓮的地下莖，又稱蓮藕，在《本草綱目》中記載：「藕生甘寒，涼血散瘀，止渴除煩，煮熟甘溫，益胃補心。」因此，嫩藕清脆，適合涼拌生食，清熱涼血；老藕煮熟食用，健脾開胃，養血補心。如果是中老年人養生，最好是熟食，將新鮮老藕切片與米同煮，味道清甜，營養豐富，非常適合滋補養生。在台灣，秋季至春季都能買到新鮮蓮藕，如果覺得鮮藕處理較麻煩，也可以購買藕粉與粥調和後食用。

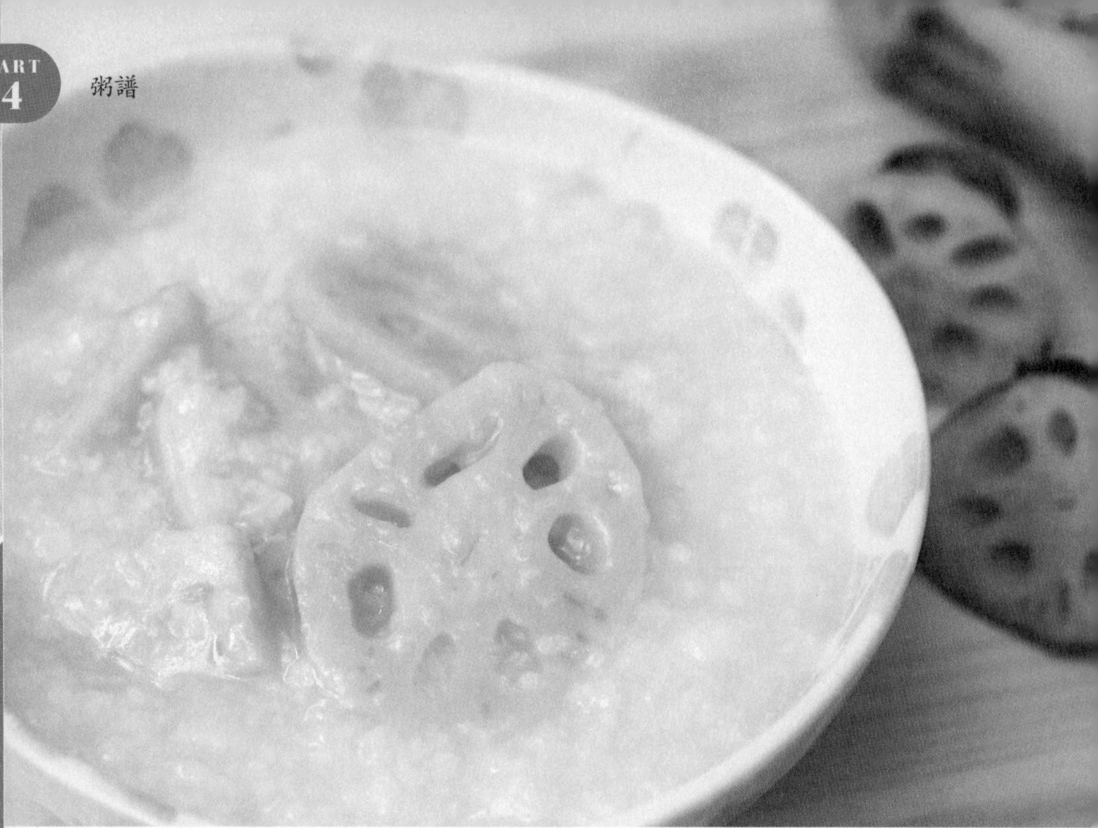

藕除了富含澱粉外，還有多種維生素、蛋白質與鐵、鈣等礦物質。而生藕味澀，含有大量單寧酸，可用於收斂血管，止血散瘀，因此民間有胃潰瘍或出血者飲用生藕汁的療法，但生藕性涼，服用時要注意體質是否合適。

作法

材料：新鮮老藕一節、白米一杯、水約十至十二杯、白糖少許

步驟：

❶ 藕洗淨去皮，切薄片備用。

❷ 白米洗淨，放入鍋中，加足量的水，浸泡三十分鐘。

❸ 將藕片放入，以大火煮滾。

❹ 轉小火，蓋上鍋蓋，慢熬成粥。起鍋前可放入適量白糖調味。

34

肉蓯蓉粥

性味　味甘鹹，性溫，歸腎、大腸經

功效　補腎陽，益精血，潤腸通便

忌避　高血壓、腹瀉者避免食用

《陶隱居藥性論》：「治勞傷、精敗、面黑，先煮爛，加羊肉汁和米煮。」按兼壯陽，潤五臟，暖腰膝，助命門相火；凡不足者，以此補之。酒浸，刷去浮甲蒸透用。

南朝醫學家陶弘景撰寫的《藥性論》中記載：「肉蓯蓉粥可治療過勞引起的內傷、性功能不佳與腎功能低下，煮粥時先將肉蓯蓉煮爛，再加入羊肉汁和米同煮成粥。」還可以壯陽、潤五臟、暖腰膝，加強腎功能；凡內臟功能不足者，都可用肉蓯蓉粥滋補。以酒炮製，浸泡一晚，刷去表面浮甲，蒸透後使用。

肉蓯蓉是列當科草本植物肉蓯蓉的肉質莖，主要產於內蒙古、甘肅、新疆、青海等地，亦稱為沙漠人參。採收乾燥後，切厚片生用，或以酒炮製使用，是常用的補陽藥，多用於腎陽不足、精血虛虧、陽痿或宮寒不孕，對於筋骨無力、腸躁便秘也有助益。

以現代觀點來看，其主要成分包括微量生物鹼、無機鹽類和親水性膠質類多糖等，可預防動脈硬化、抗寒、抗疲勞，還能養脾健胃，有效提升免疫能力，一般人也可以服用。肉蓯蓉滋補效果不燥不膩，效力和緩，是難得的珍貴藥材，因此，肉蓯蓉粥不只補腎陽，也補腎陰，是非常適合全家人一起食用的粥品。

作法

材料：肉蓯蓉三十克、白米一杯、水約八至十杯、羊瘦肉一百克蔥一支、薑一小塊、鹽適量

步驟：❶羊肉剁成肉末，蔥切蔥花，薑切絲備用。

❷白米洗淨入鍋，加足量的水，浸泡約三十分鐘，將肉蓯蓉放入棉布袋綁緊，一起放入鍋中，以大火煮滾。

❸取出棉布袋，轉小火，蓋上鍋蓋慢熬，待米成米花時，放入羊肉末，攪拌均勻，待粥沸騰後，再稍煮片刻，起鍋前以鹽調味，撒上蔥花與薑絲。

35

貝母粥

性味　味甘苦，性微寒，歸肺、心經

功效　潤心肺，止咳化痰

注意　貝母種類多，要選擇適用

《資生錄》：「化痰、止嗽、止血，研入粥。」按兼治喉痹目眩，及開鬱，獨顆者有毒。《詩》云：「言采其蝱。」蝱本作莔。《爾雅》：「莔，貝母也。」《詩》本不得志而作，故曰「采蝱」，為治鬱也。

貝母粥原記載於《資生錄》：「可化痰、止嗽、止血，作法是將貝母研磨成粉後放入粥中。」還可治療喉嚨腫痛、頭暈目眩，能解憂開鬱。但獨顆貝母有毒，注意不能入粥。《詩經》中提到：「採蝱排解內心鬱悶。」蝱是借用字，指的是莔。而《爾雅》解釋：「莔，即貝母。」因此，「採蝱」就是採集貝母。《詩經》以故事描述主角無法達成回歸故土的心願，而貝母可治療心中鬱結之症，所以用「採集貝母」代表心中深深的鬱結。

中藥貝母是百合科植物的乾燥鱗莖，種類很多，以四川的貝母品質最好，因此常聽到「川貝」的名號；而另一種常見的貝母叫做「浙貝」，性味更為苦寒，所以一般

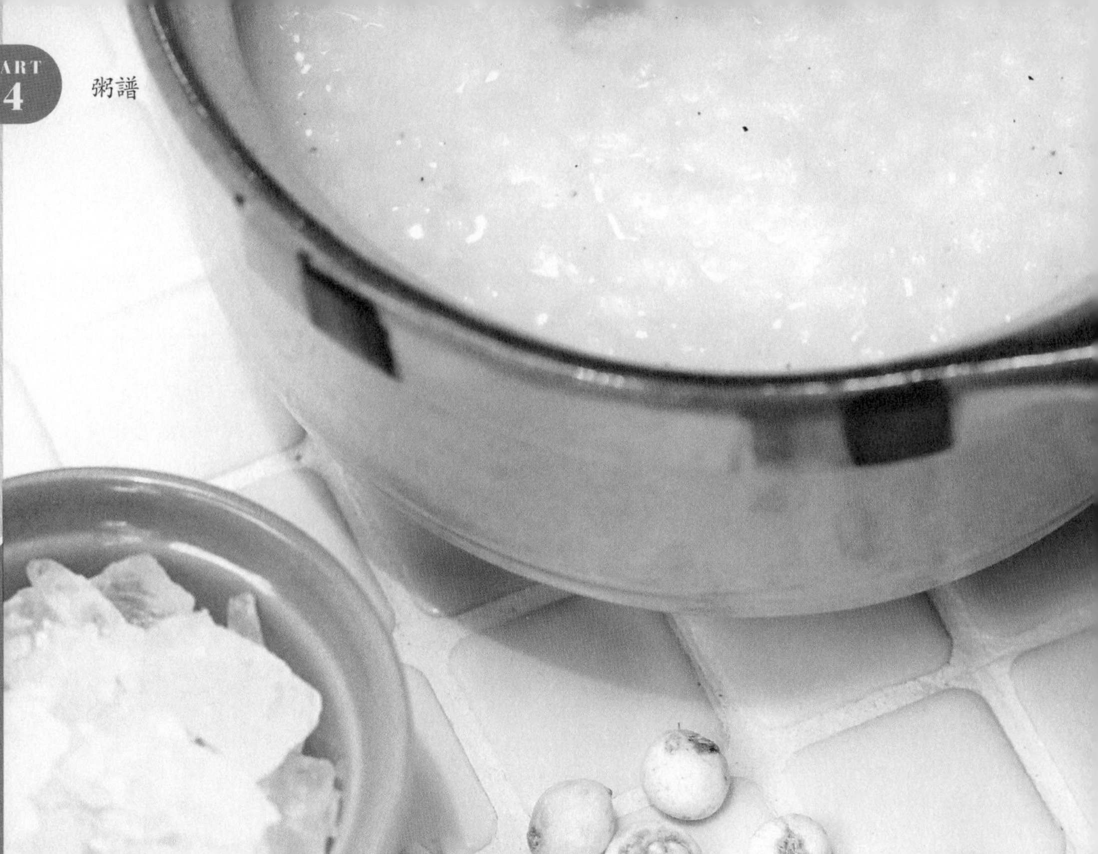

保養多使用川貝。貝母是止咳化痰的良藥，含有生物鹼成分，是天然的支氣管擴張劑。

貝母粥是溫和有效的藥膳，適合中老年人調養食用，尤其是患有慢性支氣管炎、久咳不癒的人；或者在秋天來臨時食用，以預防感染呼吸道疾病。煮粥時，可以加入梨、冰糖一起燉煮，潤肺效果更好。

作法

材料：貝母粉二十克、白米一杯
水約十杯、冰糖適量

步驟：❶白米洗淨入鍋，加水浸泡約三十分鐘，以大火煮滾。
❷轉小火，蓋上鍋蓋，慢熬成粥。
❸起鍋前放入貝母粉，用少許冰糖調味，攪拌均勻，再稍煮片刻即可。

36

茗粥

性味 味甘，性微寒，歸心、肺、胃經

功效 化痰消食，止痢利尿，益氣提神

忌避 容易失眠者午後不宜食用

《保生集要》：「化痰消食，濃煎入粥。」按兼治瘧痢，加薑。《茶經》曰：「名有五：一茶，二檟，三蔎，四茗，五荈。」《茶譜》曰：「早采為茶，晚采為茗。」

清代產科醫書《保生集要》中記載：「茗粥可以化痰消食，作法是煎煮濃汁入粥服用。」此外，加薑可以治療痢疾。《茶經》上說：「茶有五種名稱：一茶，二檟，三蔎，四茗，五荈。」而《茶譜》也提到：「早採收的稱為茶，晚採收的稱為茗。」

茗粥就是茶葉粥，茶葉是採摘茶樹的葉子加工製成，最為人熟知的功能是吃太油膩時，一杯茶能幫助消化；睏倦時，喝杯濃茶可以提神。但根據現代的研究，茶的功能其實更多，除了富含維生素B_1、B_2、B_3和葉酸等，綠茶類還保有許多維生素C。所含的咖啡因與茶鹼，可以興奮大腦皮層，有強心、利尿的作用，而茶多酚則有抑制癌

細胞的功效。

茶的種類很多，但煮粥建議使用發酵過的茶，例如烏龍茶、紅茶，綠茶雖然有維生素C，但不禁久煮，也較傷胃。《本草綱目拾遺》中寫到陳茗粥，認為「三年外陳者入藥，新者有火氣」，因此用陳年茶葉煮粥會更好。

作法

材料：茶葉兩大匙、白米一杯、水約十至十二杯

步驟：❶將一半的水入鍋煮開，倒入茶葉，小火續煮五分鐘後，濾去茶葉，取茶汁備用。

❷白米洗淨，放入鍋中，把剩下的水倒進去，浸泡三十分鐘，接著倒入茶汁，以大火煮滾。

❸轉小火，蓋上鍋蓋，慢熬成粥。

37

松葉粥

性味　味苦，性溫，歸心、脾經

功效　祛風濕燥，活血安神

忌避　燥熱性體質者避免食用

《聖惠方》：「細切煮汁作粥，輕身益氣。」按兼治風濕瘡，安五臟，生毛髮，守中耐饑。或搗汁澄粉曝乾，點入粥。《字說》云：「松柏為百木之長，松猶公也，柏猶伯也。」

《聖惠方》記載：「將松葉細切煮汁熬粥，可以輕身益氣。」還能治風濕瘡、安五臟、生毛髮，守中耐饑。或者搗爛針葉，濾出汁液，將剩下的晒乾成粉，撒入粥中混合食用。《字說》裡說到松柏則稱：「松柏是百木之長，松有如祖父，柏有如伯父。」

松葉是馬尾松、油松、紅松、黑松、雲南松、華山松、黃山松等松樹的針葉，又稱松針、松毛，其中以馬尾松最有效。藥用松針採取枝枒末端新生的松葉嫩芽，乾燥後儲藏使用。含有豐富的營養成分，如葉綠素、前花青素、類胡蘿蔔素、維生素B_1、B_2、C、E、K，以及鈣、鐵、錳、鎂、銅、硒等礦物質，擁有天然的抗氧化成分，具有降血壓、血脂、血糖等功效。但如果有三高現象，還是要去看醫生，並遵從醫囑服藥，粥只能輔助養生。

《神農本草經》上說「松為仙人食物」，不但本身長青，且有長壽之義，泡茶飲用也能讓人抗老年輕。對身體虛寒的人來說，松葉粥是極佳的養生粥品，可以增加免疫力，預防許多現代文明病。但要切記，千萬別隨便採摘公園或路旁的松葉，因為可能會有汙染或殘留農藥，最好購買藥用的松葉入粥。近年來也有以生物科技製成的松葉粉可選購，煮粥時只要最後拌入，更為方便。

作法

材料：乾燥松葉十五克、白米一杯、水約八至十杯、冰糖適量

步驟：❶將松葉洗淨入鍋，加水蓋過約三公分，先以大火煮滾，再改小火煎煮約二十至三十分鐘，以紗布過濾後取濃汁備用。

❷白米洗淨，放入鍋中，加足量的水，浸泡約三十分鐘。

❸倒入松葉熬煮的藥汁，開大火煮滾。

❹轉小火，蓋上鍋蓋，慢熬成粥。起鍋前可以少許冰糖調味。

38

柏葉粥

性味　味苦澀，性微寒，歸肺、肝、大腸經

功效　涼血止血，止咳化痰

忌避　陰虛者避免食用

《遵生八箋》：「神仙服餌。」按兼治漚血便血，下痢煩滿。用側柏葉，隨四時方向采之，搗汁澄粉入粥。

《遵生八箋》中說：「柏葉粥是神仙吃的粥。」可以治療漚血、便血及下痢煩滿等症狀。用側柏葉，隨四時方向採收，搗爛葉片濾出汁液，將剩下部分晒乾成粉，拌入粥中食用。

柏葉是柏科常綠喬木植物側柏的嫩枝葉，由於採收扁而側生之葉，一般稱為側柏葉，是傳統中醫治療出血症狀的重要藥物，對咯血、嘔血、鼻衄（鼻出血）、尿血、便血及崩漏等都有療效。但若真的有出血現象，還是要迅速求醫治療。

側柏葉通常陰乾切段儲存，也有以炭炒炮製，但因含有揮發性物質，以新鮮的側柏葉功效更佳，其成分包括側柏烯、側柏酮、香橙素、槲皮素、鞣質、維生素C、異海松酸等，可加速凝血、鎮定、抗菌，也有可生發黑髮的說法。柏葉粥可清肺熱，對於肺熱咳嗽有助益，患有慢性氣管炎的老年人，常會咳嗽咳痰，食用柏葉粥可改善狀況，一旦症狀消失後，則停止食用。雖然柏樹栽培甚廣，但千萬別隨便採摘不熟悉的柏葉，以免有汙染或農藥殘留，吃了得不償失，最好購買藥用的柏葉，或確認新鮮柏葉來源的安全性。

作法

材料：乾燥側柏葉十五克、白米一杯、水約八至十杯、冰糖適量

步驟：❶將側柏葉洗淨入鍋，加水蓋過約三公分，先以大火煮滾，再改小火煎煮約二十至三十分鐘，以紗布過濾取汁備用。
❷白米洗淨，放入鍋中，加足量的水，浸泡約三十分鐘。
❸倒入過濾出來的藥汁，開大火煮滾。
❹轉小火，蓋上鍋蓋，慢熬成粥。起鍋前可以少許冰糖調味。

39

薑粥

性味　味辛，性溫，歸胃、心、肺經

功效　發汗解表，溫中止嘔

忌避　體質燥熱、肝炎患者避免食用

《本草綱目》：「溫中，辟惡氣。」又《手集方》：「搗汁煮粥，治反胃。」按兼散風寒，通神明，取效甚多。《朱子語錄》有「秋薑夭人天年」之語，治疾勿泥。

《本草綱目》記載：「生薑粥可以溫暖胃腸，止痛止噁。」而唐代李絳的《手集方》在更早前就提到：「將生薑搗汁煮粥，可治療反胃。」另外，薑粥治風寒感冒、提神醒腦，效果良好。雖然《朱子語錄》有「秋天吃薑短折壽命」的說法，但主要強調秋燥不適宜吃薑，如果是為治病，就不受這種說法限制。

生薑為薑科植物薑的新鮮根莖，主要成分有薑烯、薑酚、薑醇、蛋白質、脂肪與維生素C等，有特殊香氣，微帶辛辣，可提神醒腦、止吐，還有刺激血液循環、抗發炎的作用。

薑是一種常用於料理的辛香料，由於性溫，烹煮寒涼的食物時，常會搭配薑片、

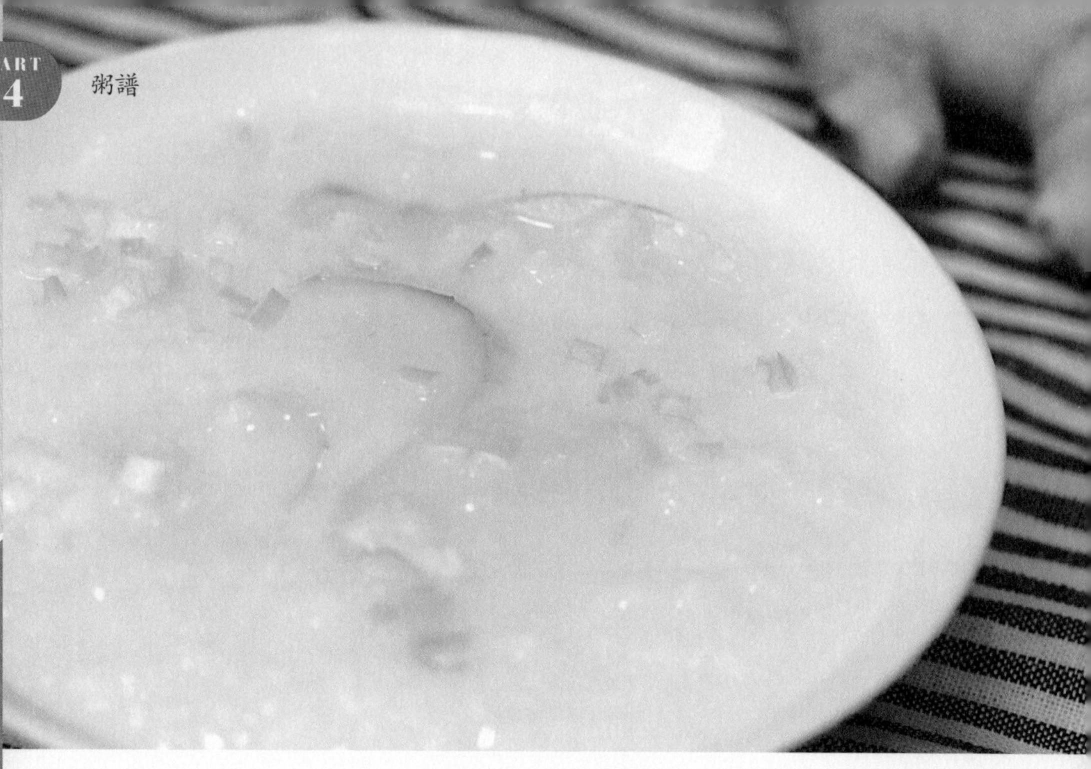

薑絲；寒冷時也有人習慣喝薑茶取暖。但薑具有刺激性，愈老的薑，熱性愈強，不宜多吃，尤其是體質燥熱的人要小心食用，而煮成薑粥容易吸收，也可以緩和刺激。此外，薑如果腐爛變質，易產生致癌物質黃樟素，千萬不要使用。

作法

材料：生薑十五克、白米一杯
水約十至十二杯、蔥白兩支

步驟：❶ 生薑洗淨，切成薄片（或者連皮搗碎取汁）；蔥白切末備用。

❷ 白米洗淨入鍋，加足量的水，浸泡約三十分鐘，以大火煮滾。

❸ 轉小火，蓋上鍋蓋，慢熬成粥。起鍋前放入薑片（或薑汁）、蔥白末，再稍煮片刻即可。

40

蔗漿粥

性味　味甘，性微寒，歸胃、肺經

功效　和中助脾，除熱潤燥，解酒毒，利二便

忌避　糖尿病患不宜食用

《采珍集》：「治咳嗽虛熱，口乾舌燥。」按兼助脾氣，利大小腸，除煩熱，解酒毒。有青、紫二種，青者勝。榨為漿，加入粥，如經火沸，失其本性，與糖霜何異。

《采珍集》中記載：「蔗漿粥可治虛熱型咳嗽，改善口乾舌燥的狀況。」還能助脾氣，利大小腸，除煩熱，解酒毒。甘蔗有青皮和紫皮兩種，青皮的解熱效果比紫皮好。榨汁後，加入米粥，即可食用。若再煮滾，失去原本的成分與特性，與糖霜又有什麼差別？

蔗漿就是禾本科植物甘蔗的莖所榨的汁，甘蔗汁甜味來自內含的葡萄糖、果糖與蔗糖，還有多種維生素、礦物質，以及天門冬素、天門冬氨酸、丙氨酸、纈氨酸、絲氨酸、蘋果酸、檸檬酸等多種氨基酸。將甘蔗汁混合米粥食用，可迅速消除疲勞、補充體力。

青色皮的甘蔗，清熱功能佳，可解肺熱和腸胃熱，但性質較涼，體寒之人不適合食用；深紫色皮的甘蔗，性質較溫和，能止咳健胃、補充能量。李時珍認為：「其漿甘寒，能瀉火熱；煎煉成糖，則甘溫而助濕熱。」因此，甘蔗汁加熱後，性質就會轉溫，所以製作蔗漿粥時，最好在起鍋前才加入甘蔗汁。

作法

材料：甘蔗汁三杯、白米一杯、水約八杯

步驟：❶白米洗淨，加水浸泡約三十分鐘，以大火煮滾。
❷轉小火，蓋上鍋蓋，慢熬成粥。
❸起鍋前將甘蔗汁倒入，攪拌混合均勻即可。

41 麥門冬粥

性味　味甘微苦，性寒，歸心、肺、胃經

功效　滋陰潤肺，益胃生津

忌避　脾胃虛寒、易腹瀉者避免食用

《南陽活人書》：「治勞氣欲絕，和大棗、竹葉、炙草煮粥。」又《壽世青編》：「治嗽及反胃。」按兼治客熱、口乾、心煩。《本草衍義》曰：「其性專泄不專收，氣弱胃寒者禁服。」

宋代專論傷寒雜症的《南陽活人書》中記載麥門冬粥的功效：「可治勞氣欲絕，作法是和大棗、竹葉、炙草一起煮粥。」《壽世青編》則說：「麥門冬粥可治療咳嗽及反胃。」還可以改善發熱、口乾、心煩等症狀。而《本草衍義》裡提到：「麥門冬性質專泄不收，氣弱胃寒的人禁食此粥。」

麥門冬是百合科草本植物麥門冬（沿階草）的塊根，主要產於浙江、四川，其他很多地方也都有種植。通常在夏季採挖，經過洗淨、去鬚根、乾燥等處理後生用。中醫用於治療因肺燥而引起的咳嗽症狀，如乾咳、咯血或肺膿腫等，可以減輕虛勞煩熱造成消渴、便秘等現象。麥門冬主要成分含甾體皂苷、氨基酸、葡萄糖苷、維生素A

與銅、鋅、鐵、鉀等礦物質，能強心利尿、提高免疫能力，對於冠心病、心力衰竭等症狀也有助益。

一般人可取其寒潤補陰的功效，用於夏秋兩季養生。夏季酷熱，流汗過多，容易使人口乾舌燥，氣短倦怠；秋天乾燥，容易咳嗽，引發呼吸系統不適，都可以食用麥門冬粥，除了預防以上的症狀，還兼收潤肺、養胃、清心之效。

作法

材料：麥門冬十克、白米一杯、水約八至十杯

步驟：❶將麥門冬沖淨備用。

❷白米洗淨，放入鍋中，加足量的水，浸泡約三十分鐘，接著放入麥門冬，以大火煮滾。

❸轉小火，蓋上鍋蓋，慢熬成粥。

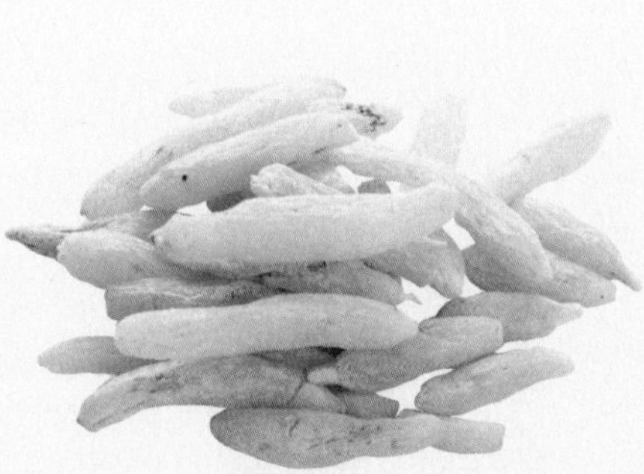

▲麥門冬

42

桑白皮粥

性味 味甘，性寒，歸肺經

功效 止咳平喘，利尿消腫

忌避 肺寒咳嗽、小便多者避免食用

《三因方》：「治消渴，糯谷炒拆白花同煮。」又《肘後方》治同。按兼治咳嗽吐血，調中下氣。

宋代《三因方》是一本重視病因探討的方書，其中提到：「桑白皮粥可治療消渴症狀，作法是將糯穀（帶殼糯米）炒成爆米花後同煮成粥。」《肘後備急方》亦提到桑白皮可治消渴。此外，還能治療咳嗽吐血，具有調中下氣的功效。

桑白皮是桑科小喬木植物桑的根皮，主要產地在安徽、河南、浙江、江蘇、湖南等地。在秋末落葉時至春天發芽之前要挖取樹根，趁鮮刮去黃棕色粗皮，再剝開根皮，去除中心木質部分，然後將根皮晒乾，切絲生用，也有人以蜜炙降低寒性，用於潤肺平喘。

桑白皮為中醫治療肺熱咳喘的藥物之一，主要用於呼吸系統，由於可清降肺氣，在傳統醫學理論中表示可通調人體內的水道，而水道調理好，就能達到利尿、消除全身水腫的功效。近代的藥理研究發現，桑白皮含有桑根皮素、桑皮素、桑皮色烯素、東莨菪素等物質，能降血糖、降血壓，還有抗菌、抗炎的作用。如因肺熱造成小便不利、全身水腫、氣喘，或者常覺得口乾舌燥的人，可以在日常生活中食用桑白皮粥，改善不適的狀況。

作法

材料：桑白皮十五克、白米一杯、水約十至十二杯、白糖適量

步驟：❶將桑白皮沖淨，切絲，放入鍋中，加入二至三杯水，小火煎煮約二十分鐘，以紗布過濾取汁備用。

❷白米洗淨入鍋，把剩下的水倒進去，浸泡約三十分鐘。

❸倒入濾出的藥汁，攪拌一下，開大火煮滾。

❹轉小火，蓋上鍋蓋，慢熬成粥。起鍋前以少許白糖調味。

43

竹葉粥

性味　味甘淡，性寒，歸心、肺、胃經

功效　清熱除煩，利尿清心

忌避　胃寒與陰虛者避免食用

《奉親養老書》：「治內熱、目赤、頭痛，加石膏同煮，再加砂糖。此即仲景『竹葉石膏湯』之意。」按兼療時邪發熱，或單用竹葉煮粥，亦能解渴除煩。

《奉親養老書》上記載：「竹葉粥可治療體內發熱、眼睛紅、頭痛等症狀，作法是加石膏同煮，最後以砂糖調味。此粥作用類似張仲景的『竹葉石膏湯』。」還能治療因氣候變化引起的發熱病症。或者只用竹葉煮粥，也可以消解口渴心煩等症狀。

竹葉是苦竹或淡竹的新鮮葉子，因有時稱為「淡竹」葉，常與另一種名為「淡竹葉」的植物混淆。「淡竹葉」是草本植物的乾燥莖葉，兩種性味類似，而鮮竹葉長於清心熱與頭面風熱，功效較好。在傳統醫學中，竹葉用於清熱解毒，淡竹葉則利尿效果較強。竹葉中含有竹葉黃酮、酚酮、蒽醌、內酯、多糖、氨基酸、礦物質等，具有抗氧化、提高免疫力等功能，對於降血壓、血脂與失眠等症狀頗有助益。

煮粥時使用新鮮竹葉功效較佳，而且竹葉粥要煮稀薄些，水可以放多一點。夏季酷暑時，喝一碗竹葉粥，不但能降火祛暑，也能補充水分。不過，竹葉粥性質寒涼，脾胃虛寒、常拉肚子的人不宜食用。

作法

材料：新鮮竹葉五十克、白米一杯、水約十五杯、冰糖適量

步驟：❶竹葉洗淨入鍋，加水以大火煮開，蓋上鍋蓋，改小火續煮二十分鐘，過濾出竹葉汁放涼備用。

❷白米洗淨，放入鍋中，倒入竹葉汁，浸泡約三十分鐘，開大火煮滾。

❸轉小火，蓋上鍋蓋，慢熬成粥，再以少許冰糖調味即可起鍋。

44

竹瀝粥

性味　味甘，性寒，歸心、肺、肝經

功效　清熱豁痰，定驚利竅

忌避　體質虛寒、寒濕者避免食用

《食療本草》：「治熱風。」又《壽世青編》：「治痰火。」按兼治口瘡、目痛、消渴，及痰在經絡四肢，非此不達。粥熟後加入。《本草補遺》曰：「竹瀝清痰，非助薑汁不能行。」

《食療本草》記載：「竹瀝粥可治熱風。」《壽世青編》則說：「可治痰火造成的不適。」此外，還能治療口瘡、眼睛痛，有消渴作用。如果有痰濕膠結於經絡四肢，除了竹瀝粥都無法開散通達。作法是粥熟後加入竹瀝混合食用。《本草補遺》指出：「竹瀝可清痰，但需要薑汁輔助才能見效。」

竹瀝是淡竹和青竹等新鮮竹節，以火烘烤後，所流出淡黃或青黃色的透明汁液，與竹醋液做法類似，但竹醋液是做竹炭的副產品，而不是專門以竹節去烤出竹瀝汁。竹瀝甘甜、具竹香味，由於無法保鮮，多熬成膏狀儲存，稱為竹瀝膏。近年來，在大陸有以現代化方式生產竹瀝口服液，是瓶裝的中藥成藥，感覺上火時可以直接購買飲用。

竹瀝中含有多種氨基酸、醣類、愈創木酚、甲酚、苯酚、苯甲酸、水楊酸等成分，是傳統中醫學的祛痰良藥，甚至可以透達經絡之痰濕，對於痰熱咳喘或痰稠難咯等症狀，以及高熱昏迷或意識不清的狀況都有助益。

作法

材料：竹瀝汁一杯、白米一杯、水約八杯

步驟：❶白米洗淨，加水浸泡約三十分鐘，以大火煮滾。
❷轉小火，蓋上鍋蓋，慢熬成粥。
❸起鍋前倒入竹瀝汁，攪拌均勻，再稍煮片刻，讓粥與竹瀝汁融合後，關火，即可食用。

45

山藥粥

性味　味甘，性平，歸脾、肺、腎經

功效　益氣養陰，補脾肺腎，固精止帶

忌避　體質燥熱、便秘者避免食用

《經驗方》：「治久泄，糯米水浸一宿，山藥炒熟，加砂糖、胡椒煮。」按兼補腎精，固腸胃。其子生葉間，大如鈴，入粥更佳。

《經驗方》記載：「山藥粥可治療久瀉，將糯米以水浸泡一晚，炒熟山藥，加砂糖與胡椒同煮。」還可補腎精、固腸胃。山藥的葉子間有像鈴鐺一樣大的零餘子，這並不是山藥的果實，而是一種變態莖，如果能夠入粥會更好。

山藥是薯蕷科草本植物薯蕷的塊根，挖取後削去粗皮，晒乾或烘乾切片，有淮山、懷山、薯蕷等別名，自古以來都是上品藥材，更是營養價值極高的食物，多用於脾胃虛弱引發的病症。藥用山藥又分為生山藥與炒山藥，生山藥適合脾虛、肺陰與腎陰不足者使用；而炒山藥性質偏溫，適合腎虛者健脾止瀉使用。

山藥的主要成分包括纖維質、多種氨基酸、蛋白質、薯蕷皂苷、維生素A、B_1、

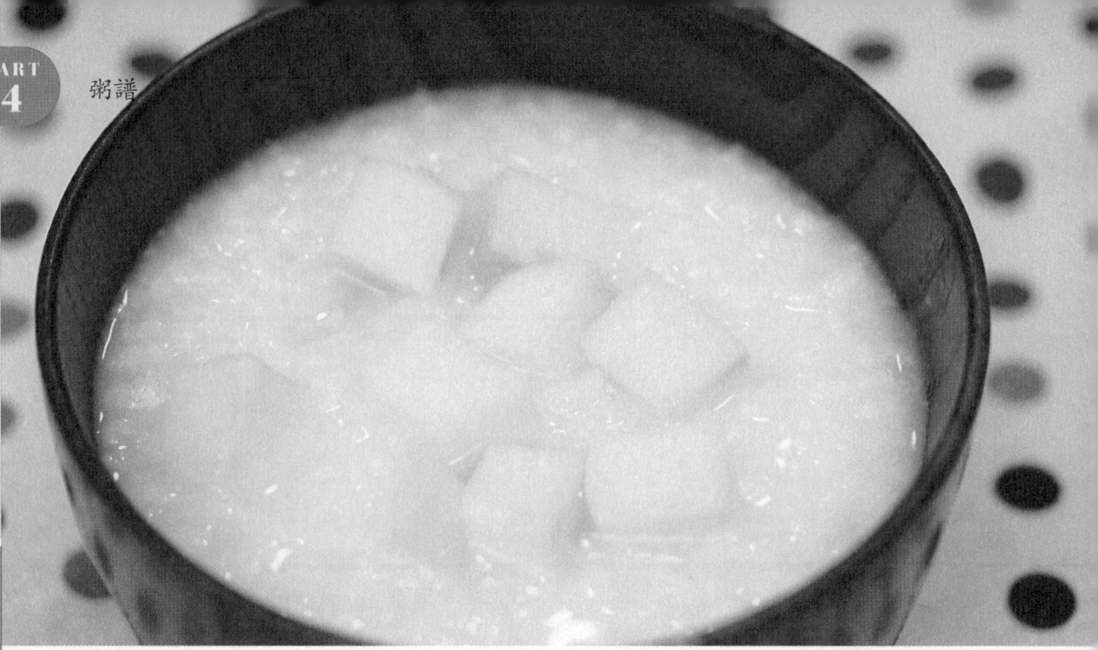

B2、C及鈣、鐵、磷、碘等礦物質，可抗菌、抗氧化、抗老化，具有降血糖與血脂、抑制癌細胞、調節生殖系統、增強免疫力等功能。新鮮的山藥切開後會有黏液，其中含有許多酵素，可以幫助消化。山藥切丁或磨成泥，與米煮粥，功效相輔相成，可健脾養胃，補肺益腎，對於更年期症候群的女性有相當助益，而且山藥是上品之藥，粥性平和，是可以多食的補益養生粥品。

作法

材料：新鮮山藥五十克、白米一杯、水約十二杯
白糖適量

步驟：
❶山藥去皮切丁備用。
❷白米洗淨，放入鍋中，加水浸泡約三十分鐘。
❸放入山藥丁，以大火煮滾。
❹轉小火，蓋上鍋蓋，慢熬成粥。起鍋前可加少許白糖調味。

46

天花粉粥

性味　味甘微苦，性微寒，歸肺、胃經

功效　清熱生津，清肺潤燥

忌避　孕婦不可食用，脾胃虛寒、腹瀉者避免食用

《千金．月令》：「治消渴。」按即栝樓根。《炮炙論》曰：「圓者為栝，長者為樓，根則一也。」水磨澄粉入粥，除煩熱，補虛安中，療熱狂時疾，潤肺、降火、止嗽，宜虛熱人。

《千金．月令》中記載：「天花粉粥可以治療消渴症狀。」天花粉就是「栝樓根」。《炮炙論》是南北朝時編撰的製藥書籍，其中說明：「一樣的根，但將圓的稱為栝，長的稱為樓。」煮粥時先以水磨粉，讓粉沉澱，濾掉水分，將粉攪拌入粥，煮熟後食用，可以除煩熱，補虛安中，治療熱狂時疾，還能潤肺、降火氣、止咳嗽，適合虛熱體質的人食用。

天花粉是葫蘆科植物栝蔞的塊根，採挖後切成段或片，晒乾生用，又稱為栝蔞根、天瓜粉、瓜呂根等。天花粉的成分中含有天花粉蛋白、皂苷、澱粉等，有抗癌與抑菌、降血脂、降血壓、降血糖、降血壓的作用，可以清熱潤燥、排膿消腫、生津止渴、潤肺

止咳，其中天花粉蛋白會作用於胎盤，有引產作用，因此孕婦不可食用。如果覺得發燒，口乾口渴，喉嚨腫痛、乾咳時，可以食用天花粉粥，但狀況解除後就要停止食用。煮粥時，可以將天花粉切片水煎取汁，或者磨成粉末，在最後加入粥中。

作法

材料：天花粉三十克、白米一杯、水約八至十杯

步驟：❶白米洗淨，加足量的水，浸泡約三十分鐘，以大火煮滾。

❷轉小火，蓋上鍋蓋，慢熬成粥。

❸起鍋前將天花粉倒入，攪拌混合，再稍煮片刻即可。

47

百合粥

性味　味甘苦，性微寒，歸肺、心、胃經

功效　清心安神，潤肺止咳

忌避　風寒感冒、腹瀉者避免食用

《綱目》方：「潤肺調中。」按兼治熱咳、腳氣。嵇含《草木狀》云：「花白葉闊為百合，花紅葉尖為卷丹，卷丹不入藥。」竊意花葉雖異，形相類而味不相遠，性非迥別。

《本草綱目》中記載：「百合粥可以潤肺調中。」還可以治療熱咳、香港腳。嵇含《草木狀》是一本植物誌，其中提到：「花白葉闊為百合，花紅葉尖為卷丹，卷丹不入藥。」卷丹也是百合的一種，其鱗莖主要做為食材，而非藥材，但曹庭棟認為，雖然花葉外型有些不同，但兩者長得很像，味道也差不多，特性應該不會有太大差別。

百合為百合科多年生草本植物卷丹百合和細葉百合的肉質鱗莖，分為食用與藥用兩種。藥用百合比較小，味道苦，乾燥後儲存；入菜的百合鱗片大又厚實，鮮食有甜味。以粥養生，選用中藥行購買的藥用百合功效較佳；但若要口感好，以新鮮百合入粥也未嘗不可，只要經常食用，同樣有養生效果。

百合成分中有多種生物鹼，例如秋水仙鹼，還有澱粉、蛋白質與維生素B_1、B_2、C及鈣、磷等礦物質，是常用於養陰潤肺的藥材，可鎮定止咳，寧心安神，提高免疫力。此外。由於百合可以補陰，亦有助於改善女性更年期症候群。

作法

材料：乾燥百合粉三十克、白米一杯、水約十杯

步驟：❶白米洗淨，放入鍋中，加水浸泡三十分鐘，以大火煮滾。

❷轉小火，蓋上鍋蓋，慢熬成粥。

❸起鍋前放入百合粉，攪拌均勻，再稍煮片刻即可。

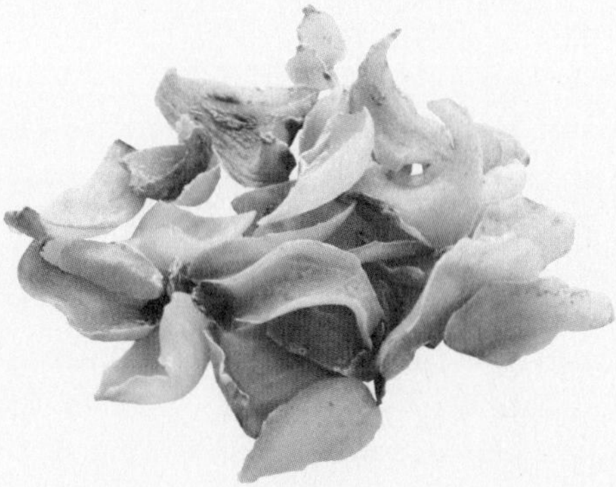

▲百合

48

枸杞葉粥

性味 味甘，性涼，歸心、肺、脾、腎經

功效 補虛益精，養肝明目，生津止渴

注意 要達到養生之效，需要經常食用

《傳信方》：「治五勞七傷，豉汁和米煮。」按兼治上焦客熱，周痹風濕，明目安神。味甘氣涼，與根皮及子，性少別。

唐代《傳信方》收錄了許多確有良效的方劑，而且用的都是簡單便宜的藥材，其中也提到了枸杞葉粥：「治五臟勞損及身心的七種傷害，作法是將枸杞葉與豉汁和米煮成粥。」此外，枸杞葉粥還能治療胸口虛熱、口苦舌乾、風濕腫痛等症狀，對明目安神也有相當助益。枸杞葉味甘性涼，與根、皮及子的性味有些不同。

枸杞為茄科植物，《本草綱目》中記載：「春採枸杞葉，名天精草；夏採花，名長生草；秋採子，名枸杞子；冬採根，名地骨皮。」由此可見，枸杞的葉、花、根、果實都具有療效。

枸杞葉是枸杞的嫩葉，又稱地仙苗、枸杞頭，含有豐富的甜菜鹼、芸香素、維生素A、C、B_1、B_2，以及多種氨基酸與礦物質等成分，可新鮮煮食或晒乾泡茶，也可做為藥材。經常食用枸杞葉粥，可以達到軟化血管、養肝明目、生津止渴等功效。如果用乾燥枸杞葉煮粥，要先煎煮取汁，再將汁液與米一起熬煮；但若是使用新鮮枸杞葉，起鍋前才入粥，稍微燙熟，滋味更為清香，色澤也好看。

作法

材料：新鮮枸杞葉一把、白米一杯、水約十杯

步驟：❶枸杞葉洗淨，摘下葉片備用。
❷白米洗淨，放入鍋中，加水浸泡三十分鐘，以大火煮滾。
❸轉小火，蓋上鍋蓋，慢熬成粥。
❹起鍋前放入枸杞葉，稍微攪拌，直到再沸騰即可食用。

49

枇杷葉粥

性味 味苦，性微寒，歸肺、胃經

功效 清肺化痰，止咳降氣，和胃降逆

忌避 風寒咳嗽、虛寒嘔吐者避免食用

《枕中記》：「療熱嗽，以蜜水塗炙，煮粥去葉食。」按兼降氣止渴，清暑毒。凡用擇經霜老葉，拭去毛，甘草湯洗淨，或用薑汁炙黃，肺病可代茶飲。

《枕中記》中提到：「治療熱咳，可用蜜炙的枇杷葉煮粥，去掉葉子食用。」此外，枇杷葉可以降氣止渴，清解暑熱所造成的不適。使用經霜凍過的老葉，要先刷掉表面細毛，再用甘草湯洗淨，或用薑汁浸泡後炒乾，患肺病的人可以煮茶喝，功效良好。

枇杷葉是薔薇科常綠小喬木植物枇杷的葉子，採摘後洗淨乾燥製成藥材。大家所熟悉的枇杷膏，便是以枇杷葉為原料而得名。枇杷葉中含有苦杏仁苷、皂苷、熊果酸，以及維生素B、C等成分，具有抑菌消炎的作用，可止咳、平喘、祛痰，是清熱化痰常用藥物之一。除了氣管方面的疾病外，枇杷葉也能止嘔吐。還有人以「蜜炙」

或「薑汁炙」炮製枇杷葉，前者更有益於潤肺化痰，後者則增強止吐的功效。

枇杷葉粥主要適用於肺熱咳嗽。肺熱造成的咳嗽，通常有痰少不易咳出、呈現黃色濃痰，伴有咽喉痛、口乾、便秘等狀況。煮粥用乾燥或新鮮葉子都可以，但使用前要先刷去葉上的絨毛，以免刺激氣管。

作法

材料：乾燥枇杷葉三十克、白米一杯、水約八至十杯
冰糖適量

步驟：❶將枇杷葉洗淨入鍋，加入二至三杯水，以小火煎煮約二十分鐘後，用紗布或棉布袋濾汁備用。
❷白米洗淨，放入鍋中，把剩下的水倒進去，浸泡約三十分鐘。
❸倒入藥汁，攪拌一下，以大火煮滾。
❹轉小火，蓋上鍋蓋，慢熬成粥。起鍋前以少許冰糖調味。

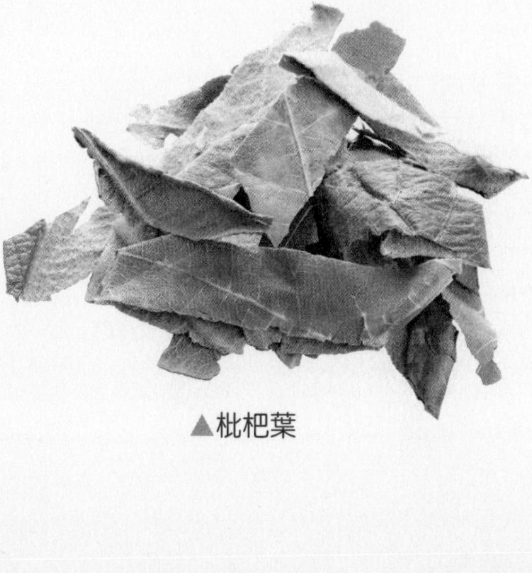
▲枇杷葉

50 藿香粥

性味 味辛，性微溫，歸胃、肺、脾經

功效 芳香開胃，清熱止渴，健胃止嘔

忌避 過敏體質或胃虛嘔吐者避免食用

《醫餘錄》：「散暑氣，辟惡氣。」按兼治脾胃，吐逆霍亂，心腹痛，開胃進食。《交廣雜志》謂霍香木本。《金樓子》言：「五香共是一木，葉為霍香。入粥用南方草本，鮮者佳。」

《醫餘錄》中記載：「藿香粥可以發散暑氣，屏除惡氣。」還能調理脾胃、治療反胃吐食、心腹疼痛，有開胃進食的作用。《交廣雜志》說藿香是木本。《金樓子》則提到：「五香共是一木，葉為藿香。」而煮粥用的藿香是南方種植的草本植物，使用新鮮的會更好。

中藥的藿香是唇形科草本植物藿香的地上部分，多種植於廣東一帶，又稱廣藿香，入藥則是採割後直接使用，或乾燥後製成藥材。古書上記載的「藿香」，最早是海外進口的木本香料，因此而有所混淆。

藿香含有揮發性物質，包括廣藿香醇和刺蕊草醇，氣味芳香濃郁，其精油是製作

香水的重要原料。

藿香能抗菌、防腐、鎮定，可促進消化，具有健胃、止嘔、止瀉等功效。腸胃型感冒吐瀉嚴重者，若尋求醫生治療後仍無法飲食，不妨試著食用藿香粥。煮粥時可用新鮮摘採的藿香，或以乾燥藥材水煎濾汁入粥，但由於藥性多具揮發性，均不宜久煮。

作法

材料：藿香十克、白米一杯、水約八至十杯

步驟：❶將藿香稍微用水沖過，洗掉雜質與灰塵備用。
❷白米洗淨，放入鍋中，加足量的水，浸泡約三十分鐘後，以大火煮滾。
❸轉小火，蓋上鍋蓋，慢熬成粥。
❹起鍋前放入藿香，攪拌一下，再沸騰後關火，燜五分鐘即可。

51

薄荷粥

性味 味辛，性涼，歸肺、肝經

功效 疏風散熱，提神解鬱，清利頭目

忌避 哺乳、氣虛、心臟不好者避免食用

《醫餘錄》：「通關格，利咽喉，令人口香。」按兼止痰嗽，治頭痛腦風，發汗，消食，下氣，去舌苔。《綱目》云：「煎湯煮飯，能去熱，煮粥尤妥。」

薄荷粥最早記錄在《醫餘錄》：「對於小便不通又嘔吐，以及咽喉疾患有助益，食後令人口氣芳香。」此外，可減輕因有痰而咳嗽的狀況，治療受風造成的頭痛，還能發汗、消食、下氣、去舌苔。而《本草綱目》中也記載：「薄荷煎湯煮飯，能讓身體散熱，煮粥功效更好。」

薄荷是唇形科多年生草本植物，古稱菝蕳，一般是將莖葉晒乾或者新鮮使用，功效多且使用範圍很廣。薄荷的適應能力很強，可以居家種植，隨時取用，無論是泡茶或煮粥，光聞到清涼的味道，就能提神醒腦，讓人神清氣爽。

薄荷清涼濃郁的味道來自所含的揮發性物質，如薄荷醇、薄荷酮、樟烯、檸檬烯

等，內服能刺激中樞神經系統，擴張皮膚的微血管，調節汗腺分泌汗液，使人體藉流汗而散熱，還有抑菌消炎的作用，常用於風熱感冒、頭痛與呼吸道炎症等症狀，可疏風發汗、止咳化痰、消除腸胃脹氣。薄荷提煉出來的清涼精油常製成外用藥，塗抹於皮膚，可達到止痛、止癢的功效。

作法

材料：薄荷葉十五克、白米一杯、水約八至十杯

步驟：❶將薄荷葉洗淨瀝乾備用。

❷白米洗淨，放入鍋中，加足量的水，浸泡約三十分鐘，以大火煮滾。

❸轉小火，蓋上鍋蓋，慢熬成粥。起鍋前放入薄荷葉，攪拌一下，再稍煮至香氣散出即可。

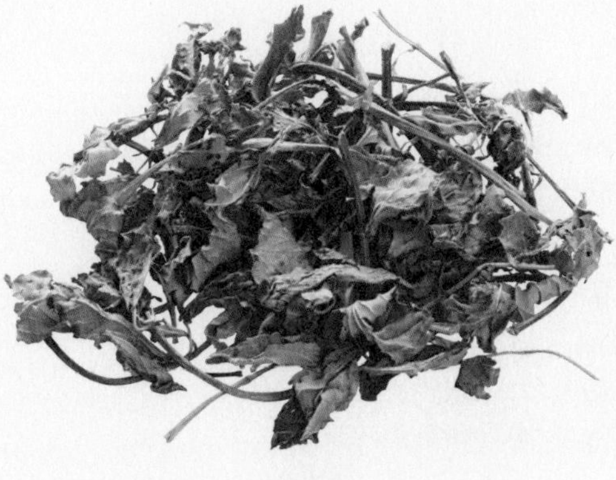

▲薄荷

52

白茯苓粥

性味 味甘淡，性平，歸心、肺、脾經

功效 利水滲濕，健脾安神

忌避 小便量多者避免食用，勿與醋同食

《直指方》：「治心虛、夢泄、白濁。」又《綱目方》：「主清上實下。」又《采珍集》：「治欲睡不得睡。」按《史記．龜策傳》：「名『伏靈』，謂松之神靈所伏也。」兼安神滲濕益脾。

宋代《直指方》記載：「白茯苓粥可以治心虛、夢泄、白濁。」《本草綱目》亦指：「茯苓粥主清上實下。」而《采珍集》也提到：「茯苓可改善想睡卻睡不著的狀況。」此外，《史記．龜策傳》裡面有一段關於茯苓的傳說：「原來名為『伏靈』，是因為有松之神靈附在上面。」總之，白茯苓主要功效是安神、滲濕、益脾。

茯苓是多孔菌科真菌茯苓的乾燥菌核，多寄生於松樹根，因此古人認為茯苓沾染松的靈氣而產生。其主要成分為茯苓聚糖、茯苓酸、蛋白質、脂肪、卵磷脂、膽鹼、組氨酸等。茯苓有分白茯苓與赤茯苓，白茯苓的健脾效果最好，常用於治療脾虛、心脾兩虛造成的病症，如倦怠、腹瀉、心神不寧等；或治療心腎疾病造成的水腫，改善少尿、腹悶及胸悶等現象。由於可強化人體的免疫能力，有癌症患者在治療時會以茯苓來輔助。

茯苓具有良好的滋補功效，從前的人將茯苓做成各種點心，在平日食用養生。而除了治病外，如果居住環境過於潮濕，也可經常食用茯苓粥，以保健身體。

作法

材料：茯苓粉四十克、白米一杯、水約十杯、冰糖適量

步驟：❶白米洗淨，放入鍋中，加水浸泡約三十分鐘，以大火煮滾。
❷轉小火，蓋上鍋蓋，慢熬成粥。
❸起鍋前放入茯苓粉，拌入少許冰糖調味，再稍煮片刻即可。

53

牛蒡根粥

性味　味苦，性寒，歸心、肺經

功效　散風熱，消毒腫

忌避　虛寒體質、常腹瀉者避免食用

《奉親養老書》：「治中風口目不動，心煩悶。用根曝乾，作粉入粥，加蔥椒五味。」按兼除五臟惡氣，通十二經脈。冬月采根，並可作菹，甚美。

《奉親養老書》中記載：「牛蒡根粥可以治療中風、口目不動、心煩悶等症狀。作法是將根晒乾，磨粉加入粥中，再加蔥椒五味。」還可除五臟惡氣，促進經脈循環。冬天採收牛蒡根，可做醃菜，味道很好。

牛蒡根是菊科植物牛蒡的肉質根，多於秋冬之際挖採兩年以上的根，然後洗淨晒乾製成生藥，中醫用於散風、除熱、解毒、利嚥、消腫等症狀，也具有護肝保肝的功效。

此外，新鮮的牛蒡根也是著名的養生食材，除了豐富的維生素A、B、E與鈣、鎂、鋅等礦物質外，更重要的是含有非常大量的膳食纖維、菊苣纖維、多種多酚類物

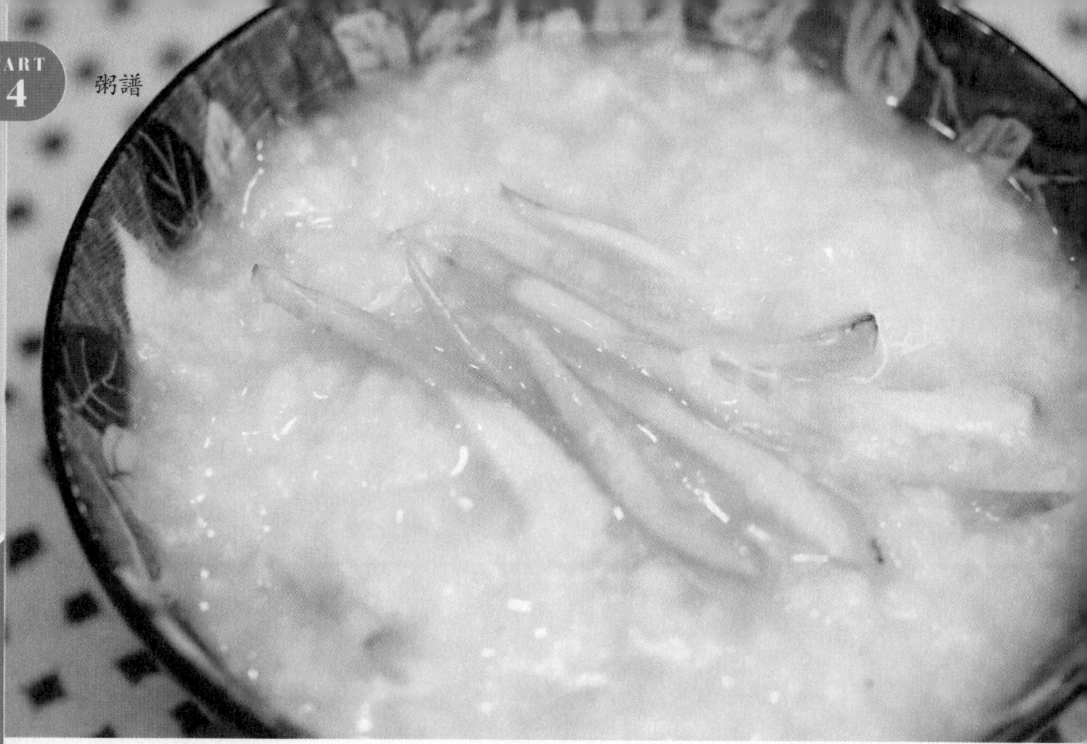

質、皂苷和人體無法合成的必需氨基酸。這些成分可促進腸胃蠕動，維持腸道健康，促進肝臟代謝解毒功能，降低罹患心血管疾病的風險，具有抗老化的作用。牛蒡根的藥性溫和，久服才可見效，加上新鮮牛蒡更能保持營養成分，因此更適合做為食療藥膳，例如做成小菜、煮粥、煲湯。

作法

材料：新鮮牛蒡半根、白米一杯
水約八至十杯、鹽適量

步驟：❶用刷子將牛蒡根表皮刷乾淨備用。
❷白米洗淨，放入鍋中，加足量的水，浸泡約三十分鐘。
❸將牛蒡切細絲入鍋，以大火煮滾。
❹轉小火，蓋上鍋蓋，慢熬成粥。起鍋前以少許鹽調味。

54

淡竹葉粥

性味　味甘淡，性寒，歸心、胃、小腸經

功效　清熱除煩，通利小便

忌避　身體虛寒者避免食用

慈山參入。按春生苗，細莖綠葉似竹，花碧色，瓣如蝶翅。除煩熱，利小便，清心。《綱目》曰：「淡竹葉煎湯煮飯，食之能辟暑。」煮飯曷若煮粥？尤妥。

這道粥譜也是曹庭棟加入的粥品。淡竹葉是在春天播種發芽，外型呈細莖狀，莖上綠葉像竹葉一般，花是淺綠色的，花瓣如蝴蝶翅膀，具有除煩熱、利尿、清心的作用。《本草綱目》記載：「用淡竹葉煎汁煮飯，食用後可祛暑。」煮飯為何不煮粥呢？入粥更適合。

淡竹葉與竹無關，是禾本科多年生草本植物淡竹葉的乾燥莖葉，全名就叫做「淡竹葉」，又有淡竹米、長竹葉、金竹葉、地竹、竹葉麥冬等別稱，主要產於長江流域至南部各省，多為野生，台灣野外郊區也常見到。在夏季收割莖葉，晒乾切段後，扎成小把儲藏，或者直接生用。通常以顏色青綠、葉多者為佳。

淡竹葉和竹葉並非同種植物，但性味類似，都是味甘淡，性寒，有清熱除煩、利尿的功效，而淡竹葉清熱利尿的功能較強。淡竹葉含三萜類化合物，具有退燒、抑菌、增高血糖等作用，中醫常用於治療感冒、肺結核、病毒性心肌炎、急性感染等引起的發燒症狀。一般人如因暑氣襲人感覺不適或口舌生瘡時，可以食用淡竹葉粥清除火氣。

作法

材料：淡竹葉四十克、白米一杯、水約十至十二杯、冰糖適量

步驟：❶將淡竹葉洗淨入鍋，加水淹蓋過約三公分，以小火煎煮二十分鐘，再用紗布過濾，取汁備用。

❷白米洗淨，放入鍋中，倒入剩下的水，浸泡約三十分鐘，接著將藥汁倒入，攪拌一下，以大火煮滾。

❸轉小火，蓋上鍋蓋，慢熬成粥。起鍋前以少許冰糖調味。

55

地黃粥

性味　味甘苦，生性寒（熟性平），歸心、肝、腎經

功效　滋陰補腎，清熱生津

忌避　脾胃虛寒者避免食用生地黃粥

《臞仙神隱書》：「利血生精，候粥熱再加酥蜜。」按兼涼血生血，補腎真陰。生用寒，炙熟用微溫，煮粥宜鮮者，忌銅鐵器。

明代《臞仙神隱書》記載了隱居習道的雜事，裡面提到：「地黃粥可以利血生精，作法是等粥熱再加入酥油與蜂蜜調和。」還有涼血生血、補腎養陰的功效。地黃生用性寒，炮製蒸熟則性質微溫，煮粥最好選用新鮮的入粥，但忌用銅鐵材質的鍋具，以免產生化學變化。

地黃為玄參科草本植物地黃的根部，以河南的「懷慶地黃」產量多且著名，是滋陰補腎的良藥。經過乾燥直接生用的稱為生地黃，可治療發燒、喉嚨腫痛、腸躁便秘等熱病症狀；熟地黃是加酒蒸熟炮製而成，有滋補效果，對貧血、身體虛弱、遺精、月經不順等症狀有助益，常見的四物湯中就有熟地黃這味藥材。以現代藥理分析研

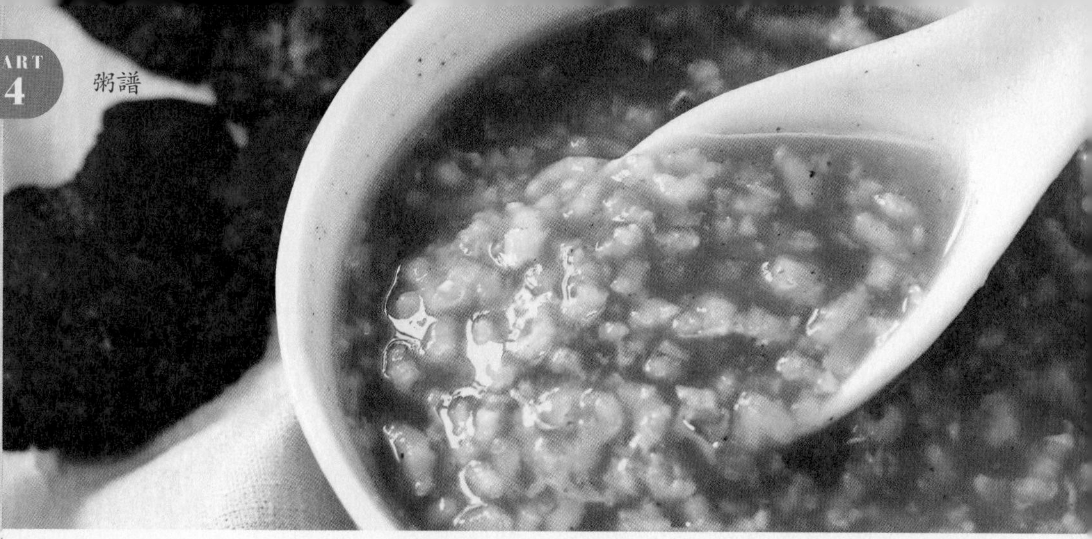

究發現，地黃主要成分有地黃素、甘露醇、β-谷甾醇、葡萄糖、生物鹼、鐵質、維生素A等，能強心、利尿、降低血糖、促進凝血。

煮地黃粥可依照自身體質選擇生地或熟地，但一般多使用生地黃或鮮地黃（榨汁於起鍋前加入），雖然生地黃性質寒涼，但與米一起煮粥，可以調節寒性，亦可加入薑片，是適合日常食用的藥膳粥品，具有調節補益的作用，可幫助老年人恢復體力，還有黑亮髮鬚等抗老效果。

作法

材料：生地黃十五克（鮮地黃加倍）、白米一杯、水約八至十杯

步驟：❶生地黃切片，稍微沖淨，放入鍋中，加入二至三杯水，小火煎煮約二十分鐘，以紗布過濾取汁備用。
❷白米洗淨入鍋，將剩下的水倒進去，浸泡約三十分鐘。
❸倒入濾出的藥汁，攪拌一下，以大火煮滾。
❹轉小火，蓋上鍋蓋，慢熬成粥。

56

韭葉粥

性味　味甘辛，性溫，歸肝、胃、腎經

功效　健脾暖胃，活血散瘀，溫補腎陽

忌避　陰虛內熱、患瘡瘍、眼疾與胃潰瘍者避免食用

《食醫心鏡》：「治水痢。」又《綱目》方：「溫中暖下。」按兼補虛壯陽，治腹冷痛。治病用葉。

專論食療方譜的唐代古籍《食醫心鏡》中記載：「韭葉粥可治腹瀉水便。」而《本草綱目》也提到韭葉粥的功效：「可調理脾胃與腹部的陰虛症狀。」此外，韭葉粥還能補虛壯陽，治腹部冷痛。治療疾病時使用韭菜的綠葉部分。

韭菜是百合科植物，韭葉為韭菜前端綠色部分，底部約一寸白色或淡綠色部分則是莖。煮粥時取用綠葉，而且要等粥煮好時才放，現煮現吃，趁新鮮食用。韭葉粥可以溫補肝腎、助陽固精，而韭菜是古代著名的「起陽草」，故亦可用於改善陽萎、早洩等症狀。

韭菜的主要成分有胡蘿蔔素和鈣、磷等礦物質，以及維生素A、B、C與大量的

纖維質，可以促進腸胃蠕動，幫助排便。此外，韭菜含有揮發性硫化物，會發出特殊的氣味，可增進食慾、抑菌殺菌，對於消化系統有相當助益。在腸胃道感染、腸炎等狀況較多的夏季，可以食用韭葉粥來預防相關疾病。

另外，韭菜盛產於二月，此時氣溫低寒，如果容易手腳或下腹冰冷、腰痠膝軟的人，不妨也趁著盛產期食用韭葉粥，促進血液循環，增強體力，就不會總是賴在被窩中起不了床。

作法

材料：韭菜一小把、白米一杯、水約八至十杯

步驟：❶韭菜洗淨，切掉莖部，將葉子切碎備用。

❷白米洗淨，放入鍋中，加足量的水，浸泡約三十分鐘，以大火煮滾。

❸轉小火，蓋上鍋蓋，慢熬成粥。

❹起鍋前才放入切好的韭菜葉，稍微攪拌，待粥沸騰即可食用。

57

紫蘇葉粥

性味　味辛，性溫，歸脾、肺經

功效　解表散寒，行氣和胃，解魚蟹毒

忌避　氣虛自汗、脾虛易腹瀉者避免食用

慈山參入。按《綱目》：「用以煮飯，行氣解肌，入粥功同。」按此乃發表散風寒之品，亦能消痰和血止痛，背面皆紫此佳。《日華子本草》謂能補中益氣。竊恐未然。

紫蘇葉粥也是曹庭棟加入的粥譜之一。引述《本草綱目》記載：「用紫蘇葉煮飯，可促進氣血循環，發汗調節體溫，煮粥功效相同。」說明這是傷風時可用來發散風寒的粥品，亦能化痰、和血、止痛。以正反葉面皆呈紫色的紫蘇葉功效最好。《日華子本草》雖寫著紫蘇葉能補中益氣，但紫蘇多用於發散，可能無法補益身體。

紫蘇葉為唇形科植物紫蘇的葉子，有綠色與紫色兩種，中藥使用的是紫色，採摘乾燥後使用；綠色紫蘇葉常見於日本料理中，由於功效多，被稱為延命草。明代藥學家倪朱謨則說紫蘇是治氣的神藥，可以「散寒氣，清肺氣，寬中氣，安胎氣，下結氣，化痰氣」。

紫蘇可解熱鎮痛，擴張表皮血管，刺激汗腺分泌，調節體溫。此外，嘔吐或因食用受汙染的魚蟹海鮮而引起食物中毒，都可服用紫蘇來解毒。其成分中含有多種揮發性物質，主要是紫蘇醛，可抑制金色葡萄球菌，並有鎮咳、抗炎作用。據說古人患有口腔、咽喉炎症時，會將乾燥紫蘇葉煎成藥汁漱口，以減輕症狀。食用紫蘇葉粥對腸胃道疾病很有助益。

作法

材料：紫蘇葉二十克、白米一杯、水約八至十杯、紅糖適量

步驟：❶將紫蘇葉洗淨瀝乾備用。

❷白米洗淨，放入鍋中，加足量的水，浸泡約三十分鐘，以大火煮滾。

❸轉小火，蓋上鍋蓋，慢熬成粥。起鍋前放入紫蘇葉，攪拌一下，再稍煮至香氣散出，以紅糖調味後即可食用。

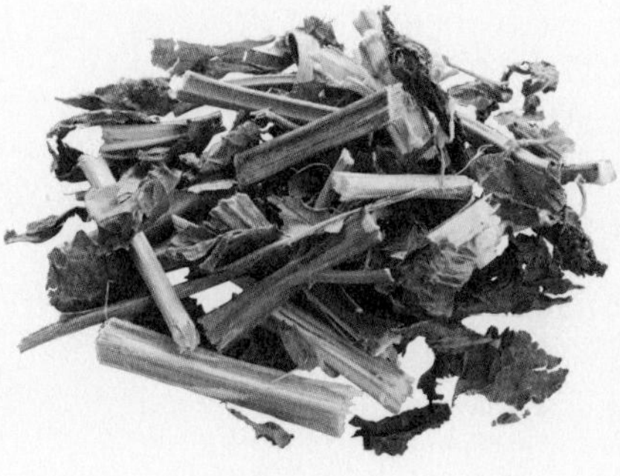

▲紫蘇

58

菠菜粥

性味　味甘，性涼滑，歸大腸、胃經

功效　滋陰潤燥，養血止血，明目通便

忌避　腎炎或腎結石患者避免食用

《綱目》方：「和中潤燥。」按兼解酒毒，下氣止渴，根尤良，其味甘滑。《儒門事親》云：「久病大便澀滯不通，及痔漏，宜常食之。」《唐會要》：「尼波羅國獻此菜，為能益食味也。」

《本草綱目》的粥方中記載：「菠菜粥能調理與滋潤胃腸。」並且還有解酒毒、清熱消渴等作用，尤其菠菜根滋味甘滑，功效更佳。元代綜合性醫書《儒門事親》也提到：「因久病便祕及罹患痔瘡的人，應該要常吃菠菜。」而《唐會要》一書則記載了菠菜的來源：「尼泊爾國獻上從波斯傳來的菠薐菜，表示煮熟後味道更好。」

菠菜又稱為菠薐、菠薐菜、紅根菜，是在唐代從波斯傳到中國。菠菜不但味美，而且營養豐富，其胡蘿蔔素、維生素A、B_1、B_2、C、E、葉酸以及鈣、鐵等礦物質含量都遠勝其他蔬菜，可以保護眼睛、改善缺鐵性貧血、預防口角炎、抗氧化，纖維質則可促進腸胃蠕動。

菠菜粥很適合女性食用，有補血、養顏、抗憂鬱等功能。但由於菠菜中含有較多的草酸，常有人會擔心造成身體結石，其實只要食用前先汆燙過，就可以除去大部分的草酸，一般人不用拒絕營養如此豐富又美味的蔬菜。此外，菠菜的根洗乾淨，可以一起食用，不用切除。

作法

材料：菠菜四至五棵、白米一杯、水約八至十杯

步驟：❶將菠菜洗淨，切段，汆燙備用。

❷白米洗淨，放入鍋中，加足量的水，浸泡約三十分鐘，以大火煮滾。

❸轉小火，蓋上鍋蓋，慢熬成粥。

❹起鍋前放入燙好的菠菜段，攪拌一下，待粥再沸騰即可關火。

花果籽類 根莖葉類 肉乳鮮類

59

莧菜粥

性味　味甘微苦，性涼，歸肝、大腸、膀胱經

功效　清熱，解毒，止瀉

忌避　脾胃虛弱者不宜多食

《奉親養老書》：「治下痢，莧菜煮粥食，立效。」按《學圃錄》：「莧類甚多，常有者白、紫、赤三種。白者除寒熱，紫者治氣痢，赤者治血痢，並利大小腸。治痢初起為宜。」

《奉親養老書》中記載：「治療下痢，以莧菜煮粥食用，立刻見效。」而《學圃錄》則提到：「莧菜種類甚多，常見有白、紫、紅三種。白莧菜可以除寒熱，紫莧菜治氣痢，而紅莧菜可治血痢，且對大小腸有益。如用於治療下痢，在剛發生症狀時食用最適合。」

莧菜是莧科植物，是很容易栽培的常見蔬菜，市場上可以看到綠中帶紫的紅莧與全綠的白莧兩種，其鐵質含量比菠菜還高一倍，而且容易被身體吸收，同時又含有高鈣與維生素B群、C、K和礦物質、纖維素，營養價值非常高，其中紅莧的營養價值又高於白莧。

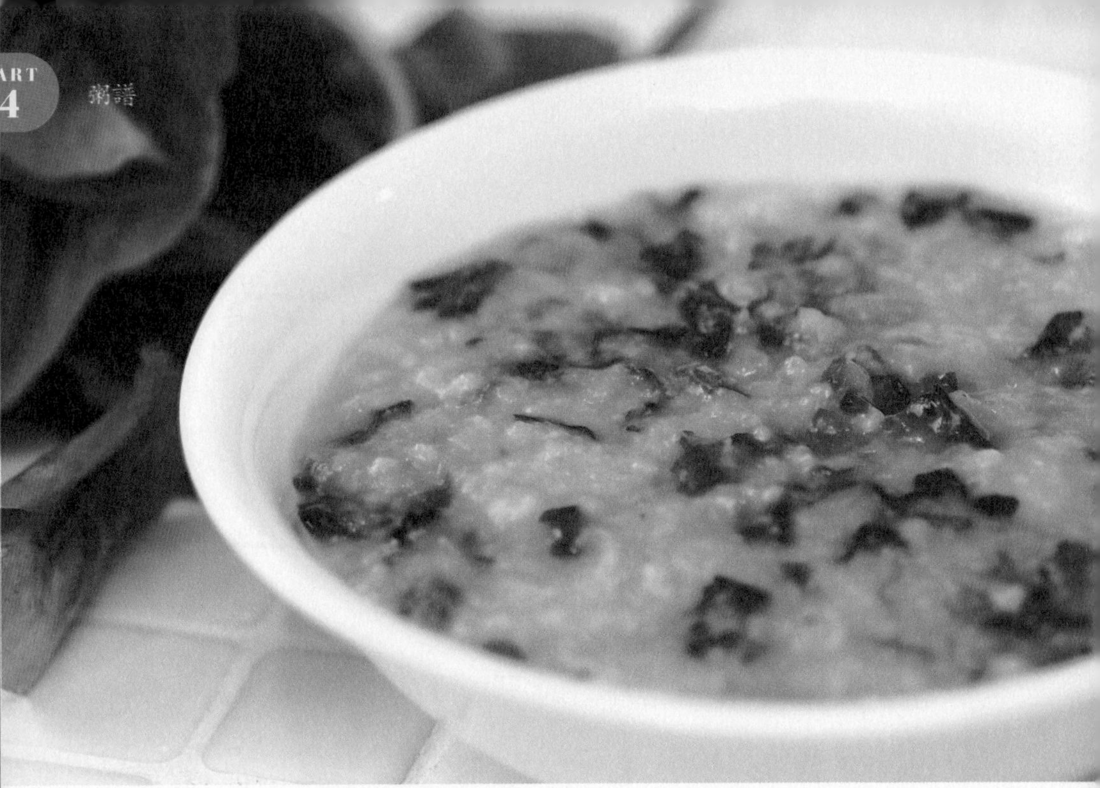

莧菜具有清熱、解毒抗炎、補血止血的功效，常用於治療尿道、咽喉與腸胃發炎等症狀。夏日常有因濕熱引起的腸胃炎與腹瀉，可以食用莧菜粥預防保健。患有貧血、骨質疏鬆症的人，平時也可食用莧菜粥，強化身體與骨骼，因此也非常適合小孩發育期食用。但莧菜性涼而滑，脾胃功能不好的人，不宜多食。

作法

材料：莧菜一小把、白米一杯、水約八至十杯

步驟：
❶莧菜洗淨，去除根部，切碎備用。
❷白米洗淨入鍋，加足量的水，浸泡約三十分鐘，以大火煮滾。
❸轉小火，蓋上鍋蓋，慢熬成粥。
❹起鍋前才放入莧菜，稍微攪拌，待粥再沸騰，莧菜軟爛即可食用。

60

甜菜粥

性味　味甘，性涼，歸肺、腎、大腸經

功效　清熱透疹，益胃健脾

忌避　脾虛、常腹瀉者避免食用

《唐本草》：「夏月煮粥食，解熱，治熱毒痢。」又《綱目》方：「益胃健脾。」按《學圃錄》：「甜本作菾，一名莙薘菜，兼止血，療時行壯熱。」

《唐本草》是第一部由國家頒布的藥典，內容記錄許多隋唐時代的新藥材，其中也介紹到由歐洲傳入中國的甜菜：「夏天用甜菜煮粥，可以解暑熱，治療熱毒下痢等症狀。」《本草綱目》也提到：「甜菜粥可益胃健脾。」此外，根據《學圃錄》的記載：「甜本作『菾』，甜菜又名『莙薘菜』，療時行壯熱，解風熱毒，兼有止血作用。」

甜菜粥採用的是菾菜，也叫莙薘菜，為甜菜的變種，是一種葉用甜菜，而不是紅色球形的甜菜根，一般俗名是牛皮菜、厚皮菜、光菜等。其大而肥厚的葉子鮮嫩多汁，口感又好，在以往北方夏季其他蔬菜減產時，牛皮菜就成為主要食用的鮮蔬。甜菜葉片含有甘露醇、皂苷、纖維素、粗蛋白、維生素A、C與鈣、鉀、鐵等礦物質成分，從前人們不知道甜菜營養豐富，經常用甜菜餵養豬隻。

以往中醫用甜菜粥來幫助孩童透發痲疹，由於甜菜粥味道清甜，患痲疹的小孩也喜歡喝。與中國北方不同，台灣能吃到牛皮菜的季節很長，從十月一直到翌年五月都有，若感覺吃太多油膩燥熱的食物，不妨煮一鍋甜菜粥當早餐，可以清熱去火。通常氣溫高時，甜菜會帶些澀味，此時可先汆燙再放入粥中煮。

作法

材料：大片甜菜葉二至三片、白米一杯、水約八至十杯

步驟：

❶將甜菜葉洗淨，切碎備用。
❷白米洗淨，放入鍋中，加足量的水，浸泡約三十分鐘，以大火煮滾。
❸轉小火，蓋上鍋蓋，慢熬成粥。
❹起鍋前放入切好的甜菜葉，稍微攪拌，待粥沸騰，甜菜煮熟即可食用。

61

芥菜粥

性味　味辛，性熱，歸肺、胃經

功效　通肺豁痰，溫中利氣

忌避　體質燥熱、痔瘡患者避免食用

《綱目》方：「豁痰辟惡。」按兼溫中止嗽，開利九竅，其性辛熱，而散耗人真元。《別錄》謂能明目，暫時之快也。

《本草綱目》上記載：「芥菜粥可以豁痰辟惡。」還可以調理脾胃虛寒、治療咳嗽，開利九竅。由於性質辛熱，多吃易耗散人的元氣。而《別錄》提到芥菜雖有明目功效，效果快，但是暫時的，只能應急。

芥菜是十字花科植物，為常見蔬菜，煮粥多半使用葉用芥菜（即小芥菜），繼續生長莖會變肥厚，成為芥菜莖。小芥菜一般用來醃製雪裡蕻，有特殊香氣，質地細嫩而較少苦澀，拿來煮粥剛好，等最後再放入燙熟，食用時清香開胃。

芥菜含有維生素A、B群，以及鉀、鐵、鈣、鋅等礦物質，還有豐富的纖維質等成分。此外，很多資料都提到芥菜含有大量的抗壞血酸，是維生素C的一種形式，

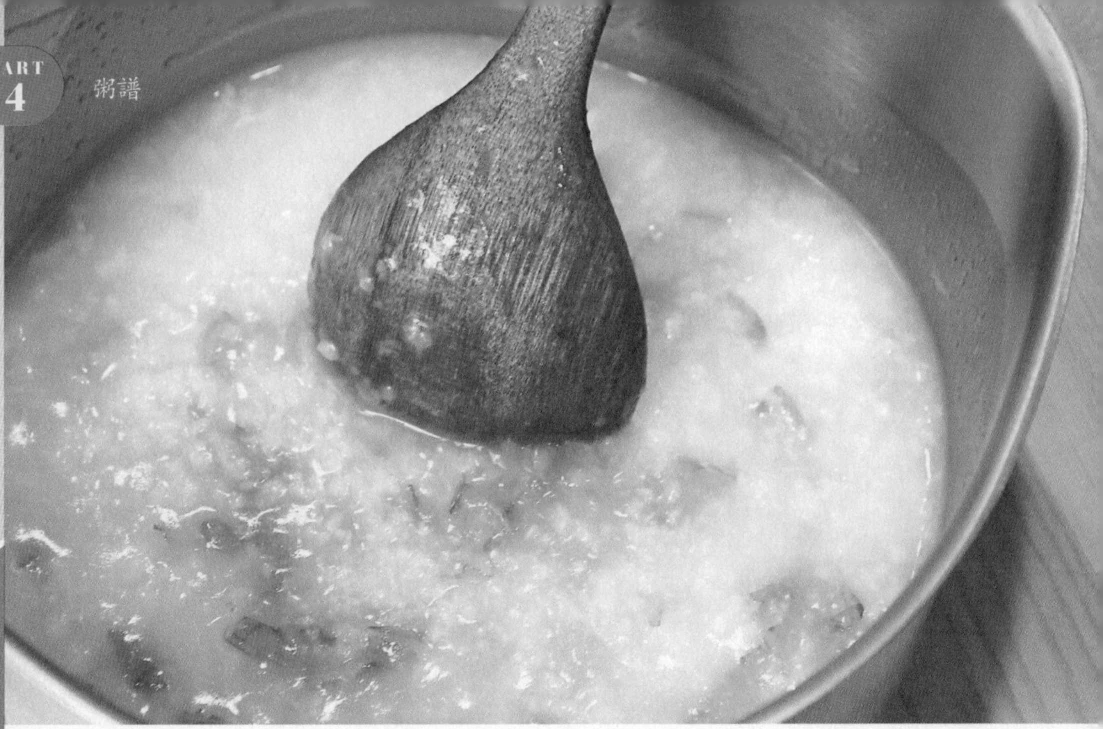

可提高大腦對氧氣的吸收能力，使人神清氣爽。中醫使用芥菜粥來幫助因痰而咳嗽的患者排痰，效果極佳，還有提神醒腦、明目、助排便、促進食慾……等功效，也因此古籍上寫可以「開利九竅」，功效通達七孔與排泄等對外系統。但由於芥菜辛熱，不適合長期連續吃，最好定期間斷食用。

作法

材料：小芥菜四至五棵、白米一杯
水約八至十杯

步驟：❶將小芥菜洗淨，切碎備用。
❷白米洗淨，放入鍋中，加足量的水，浸泡約三十分鐘，以大火煮滾。
❸轉小火，蓋上鍋蓋，慢熬成粥。
❹起鍋前才放入小芥菜，稍微攪拌，待粥沸騰，小芥菜煮熟即可食用。

62

蔥白粥

性味 味辛，性溫，歸肺、胃經

功效 解表發汗，疏通脈絡

忌避 不可與蜜同食，多汗者與狐臭患者避免食用

《小品方》：「治發熱頭痛，連鬚和米煮，加醋少許，取汗癒。」又《綱目》方：「發汗解肌，加豉。」按兼安中，開骨節，殺百藥毒，用胡蔥良；不可同蜜食，壅氣害人。

《小品方》是南朝時代一本醫學小百科，至今幾乎失傳，但仍有些藥方被記錄在其他醫書，其中一項就是蔥白粥：「可治療發熱頭痛，將根鬚和米煮成粥，食用時加少許醋，出汗後病況即解除。」而《本草綱目》也記載：「要出汗散熱，可將蔥白與豆豉同煮（即蔥豉湯）。」有安中、開骨節的功效，搭配藥物使用，能抵銷藥的毒性。選用時以胡蔥最佳，不可搭蜂蜜吃，易造成腹部脹氣不舒服。

蔥是百合科植物，是烹飪時不可或缺的辛香料，也可以當作蔬菜食用。蔥白是靠近根部的鱗莖，中醫用來治療鼻塞、頭痛、發燒等受風寒引起的症狀，以蔥白為藥，

可以散寒發汗，解除這些身體上的不適。

蔥白內含蘋果酸、大蒜辣素、具揮發性的硫化物、胡蘿蔔素，以及維生素C等成分，能抑菌、祛痰、增進食慾、幫助消化，常吃蔥可以增強免疫能力，預防感冒與腸胃道疾病。現代人夏日常出入冷氣房，很容易受寒感到不舒服，此時就可以食用一碗蔥白粥，解除頭痛畏寒等症狀。煮粥剩下的綠色蔥葉部分，可切碎裝盒放入冷凍庫儲存，料理時如需蔥花，隨時取用，非常方便。

作法

材料：蔥白約四十克、白米一杯、水約八至十杯、鹽和白胡椒粉各適量

步驟：❶蔥白洗淨，切碎備用。

❷白米洗淨，放入鍋中，加足量的水，浸泡約三十分鐘，以大火煮滾。

❸轉小火，蓋上鍋蓋，慢熬成粥。

❹起鍋前放入蔥白末，稍微攪拌，待粥再沸騰，以適量的鹽與白胡椒粉調味即可。

63

木耳粥

性味　味甘，性平，歸胃、大腸經

功效　涼血止血，滋陰潤肺，養胃潤腸

忌避　感冒發燒、腹瀉與孕婦避免食用

《鬼遺方》：「治痔。」按桑、槐、楮、榆、柳為五木耳。《神農本草經》云：「益氣不饑，輕身強志。」但諸木皆生耳，良毒亦隨木性。煮粥食，兼治腸紅，煮必極爛，味淡而清。

《鬼遺方》是晉代末年的外科醫書，書中記載：「木耳粥可治療痔瘡。」而《神農本草經》也提到：「食用木耳粥有飽足感，可以輕身益氣，增強記憶力。」木耳主要寄生在桑、槐、楮、榆、柳五種樹木，且隨樹木特性有不同的藥性。煮成粥食用，兼治大便出血，木耳每煮必爛，味淡而清。

木耳是菌類的子實體，以竹刀割下後，洗淨烘乾，常見白黑兩色。通常木耳是指黑木耳，可做藥用，亦可食用，含有蛋白質、胡蘿蔔素、卵磷脂，維生素B_1、B_2、B_3及鈣、磷、鐵等礦物質。此外，木耳還有多種抗凝血成分，可預防動脈硬化，而其豐富的果膠與膳食纖維，則可促進腸胃蠕動，健全皮膚與神經系統。

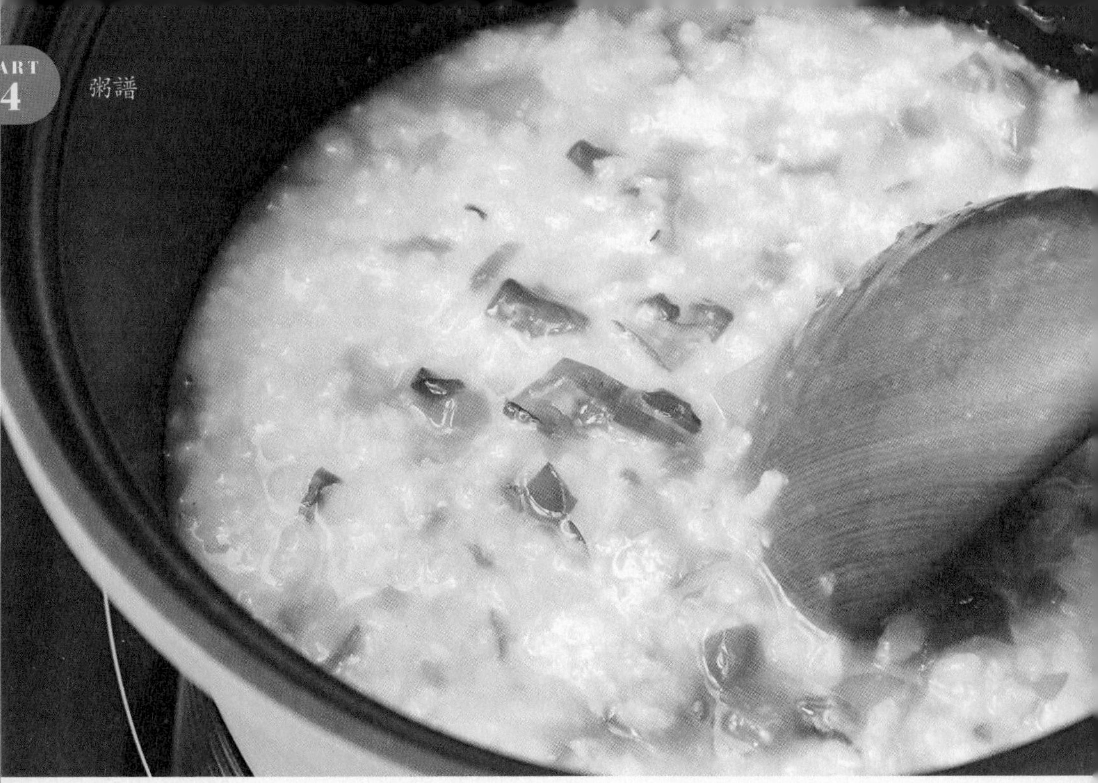

木耳熱量低、營養多元，自古以來就是補養身體的良品。自西方醫學研究發現黑木耳有抗凝血能力後，更成為三高疾病患者最佳的藥膳食材，擁有「血管清道夫」之稱。一般中老年人不妨每週食用一次，以增進免疫能力，預防心血管疾病的發生。

作法

材料：乾燥黑木耳約八克、白米一杯
水約八至十杯

步驟：❶將黑木耳洗淨，以冷水泡發，泡軟後摘除蒂部，切碎備用。
❷白米洗淨入鍋，加足量的水，浸泡約三十分鐘，以大火煮滾。
❸轉小火，加入切碎的木耳，蓋上鍋蓋，慢熬成粥。

64

絲瓜葉粥

性味　味甘，性平（涼），歸肺、胃、肝經

功效　涼血解毒，止咳化痰

忌避　慢性胃炎、胃寒疼痛者避免食用

慈山參入。絲瓜性清寒，除熱利腸，涼血解毒。葉性相類，瓜長而細，名馬鞭瓜，其葉不堪用；瓜短而肥，名丁香瓜，其葉煮粥香美。拭去毛，或薑汁洗。

曹庭棟將絲瓜葉粥列入粥譜，指絲瓜屬於清寒之物，可以清除暑熱、涼血解毒，有助改善便秘等症狀。絲瓜葉的性味與絲瓜類似。有種細長的絲瓜叫做「馬鞭瓜」，它的葉子不能用來煮粥；另外有一種短胖的絲瓜叫做「丁香瓜」，這種瓜的葉子煮粥滋味香美。用絲瓜葉煮粥，要先搓去葉面上的細毛，或者用薑汁洗過。

絲瓜葉為葫蘆科植物絲瓜的葉片，絲瓜的性味說法不一，但北宋《本草圖經》作者蘇頌認為性「冷」，曹庭棟也說絲瓜性屬涼寒，因而能清熱解毒。絲瓜葉中含有皂苷成分，可內服也可外用，內服能夠止咳化痰，搗爛外敷可止血、治療癰疽、疔腫、瘡癬等皮膚問題。也有人特別從絲瓜藤滴取絲瓜液，用來塗抹美白肌膚。

夏季剛好是絲瓜盛產期，可以摘取幼嫩莖葉煮粥，具有解暑的功效。但除了剛好家中有種植，絲瓜葉一般較難取得，因此也可用絲瓜煮粥替代。絲瓜粥味甘性涼，可以潤燥、解毒、治便祕……，與絲瓜葉粥功效類似，滋味同樣清爽鮮美。

作法

材料： 絲瓜葉一把、白米一杯、水約八至十杯

步驟： ❶絲瓜葉洗淨，搓去葉面細毛，切碎備用。

❷白米洗淨，放入鍋中，加足量的水，浸泡約三十分鐘，以大火煮滾。

❸轉小火，蓋上鍋蓋，慢熬成粥。

❹起鍋前才放入絲瓜葉，稍微攪拌，待粥再沸騰，絲瓜葉煮熟即可食用。

65

荷鼻粥

性味　性苦，味平，歸肝、脾經

功效　清暑散熱，去濕固精，散瘀止血

忌避　胃寒體虛者避免食用

慈山參入。荷鼻即葉蒂，生發元氣，助脾胃，止渴、止痢、固精。連莖葉用亦可。色青形仰，其中空，得震卦之象。《珍珠囊》：「煎湯燒飯和藥，治脾，以之煮粥，香清佳絕。」

荷鼻粥是曹庭棟根據自身體會所加入的一道粥譜。荷鼻就是荷葉蒂，荷葉中央接近梗的部位，可以提升元氣，增強脾胃功能，止渴、止痢、固精。除了荷蒂外，莖部與葉子也可以一起用。荷葉是青色的，入肝經，平仰姿態像一個碗狀，而中空則為震卦卦象。《珍珠囊》中記載：「荷葉煎湯燒飯和藥，可治脾；用來煮粥，香氣絕佳。」

由於荷葉有特殊香氣，常應用在料理中，如荷葉粽、荷葉雞等，大多使用整片的乾燥荷葉，食用時可直接感受到荷葉的清香，還有去油膩的效果。荷葉含有蓮鹼、荷葉鹼等生物鹼類物質，可降血脂、抑制脂肪吸收，因此許多降血脂的中藥茶，配方中都會放荷葉。此外，荷葉還含有酒石酸、檸檬酸、蘋果酸、鞣酸和槲皮素等成分。

日常煮粥，不用特別選擇荷蒂，使用整片荷葉即可。市面上荷葉多在夏秋兩季採收，經過乾燥程序後製成，買回家要放在乾燥通風處儲藏。在夏季荷花盛開時，如果有機會取得鮮嫩的荷葉，不妨使用鮮荷葉來煮粥。

作法

材料：乾燥荷葉三十克或新鮮荷葉兩張

白米一杯、水約十杯、冰糖適量

步驟：❶荷葉沖洗後切碎，放入鍋中，加入二至三杯水，以小火煎煮約二十分鐘，濾出汁液備用。

❷白米洗淨入鍋，把剩下的水加進去，浸泡約三十分鐘，倒入濾出的汁液，以大火煮滾。

❸轉小火，蓋上鍋蓋，慢熬成粥。起鍋前可加少許冰糖調味。

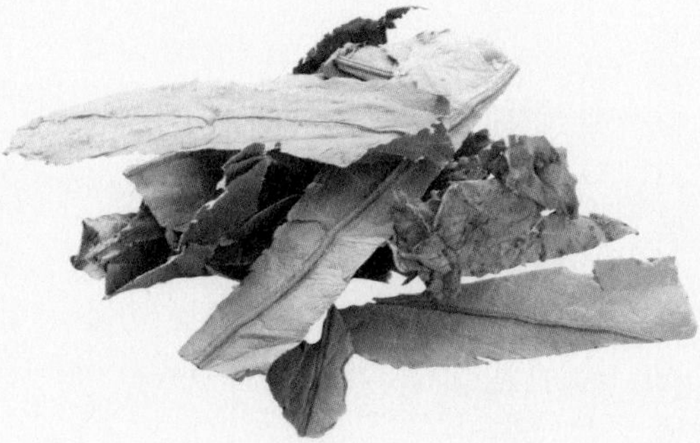

▲荷葉

66

萊菔粥

性味　味辛甘，性平，歸肺、胃經

功效　化痰清熱，消食利膈

忌避　氣虛或服用補藥者避免食用

《圖經本草》：「治消渴，生搗汁煮粥。」又《綱目》方：「寬中下氣。」按兼消食、去痰、止咳、治痢、制麵毒。皮有紫、白二色，生沙壤者大而甘，生瘠地者小而辣，治同。

《圖經本草》記載：「萊菔粥可以治消渴，作法是將蘿蔔搗汁煮粥。」而《本草綱目》也提到萊菔粥：「可使腸胃感覺順暢。」萊菔粥還有許多功效，例如消積食、祛痰、止咳、治腹瀉，以及解麥麵熱毒。萊菔的皮有紫、白兩色，種植在沙土的大而甜，產自貧脊土壤的則小而辛辣，可治相同病症。

萊菔就是白蘿蔔，俗稱菜頭，是十字花科草本植物的肉質根。蘿蔔成分包括纖維質、芥子油、葡萄糖、果膠、葫蘆巴鹼、澱粉酶，以及維生素B_1、B_2、C等。辛辣的芥子油與澱粉酶的作用要生吃才存在，所以涼拌、醃漬的蘿蔔可以開胃、分解脂肪，並促進消化。但即使是熟食，蘿蔔所含豐富的纖維質，也能促進腸胃蠕動，幫助消

化。當腸胃積食悶脹，尤其是脹氣時，吃煮熟的蘿蔔很容易排氣，

古書上說：「蘿蔔生食升氣，熟食降氣。」換成一般人的說法就是「生食打嗝，熟食放屁」。此外，蘿蔔還能止咳化痰、消渴。老年人若患有慢性支氣管炎，常會覺得痰多、想咳嗽，就可以食用萊菔粥保養。俗話說：「冬吃蘿蔔，夏吃薑，不用醫生開藥方。」正說明蘿蔔預防保健的功效，因此在冬季蘿蔔盛產、味道甜美時，不妨多吃些萊菔粥來養生。

作法

材料：新鮮蘿蔔約六百克、白米一杯、水約十至十二杯

步驟：❶將蘿蔔洗淨去皮，切碎備用。
❷白米洗淨，加足量的水，浸泡三十分鐘。
❸加入切好的蘿蔔，以大火煮滾。
❹轉小火，蓋上鍋蓋，慢熬成粥。

67

燕窩粥

性味　味甘淡，性平，歸肺、胃、腎經

功效　潤肺燥，滋腎陰，補虛損

忌避　感冒、發燒者避免食用

《醫學述》：「養肺化痰止嗽，補而不滯，煮粥淡食有效。」按《本草》不載，《泉南雜記》采入，亦不能確辨是何物。色白治肺，質清化痰，味淡利水，此其明驗。

《醫學述》中提到：「燕窩可養肺，化痰止嗽，補而不滯，煮粥食用有療效。」《本草綱目》中尚未記載到燕窩，直到《泉南雜記》才有記錄，但也不能確認是什麼東西。只驗證此物色白入肺，質清化痰，味淡利水。

燕窩是金絲燕以具有膠質的唾液夾雜絨毛所築成的鳥窩，經過人工採收後加工製成，主要產地是印尼、馬來西亞、泰國等地，依照等級有官燕、毛燕、血燕之分。其主要成分為蛋白質與鈣、磷、鉀等礦物質，而燕窩所含的蛋白質中有獨特生物活性成分，可促進細胞分裂與再生，有助於人體組織的重建與復原，因此成為滋補珍品。但由於燕窩取得不易，數量又少，價格並不便宜。

古人認為，食用燕窩可治一切因肺虛而引發的病症，像是老年人久咳不癒、慢性的氣管炎和肺氣腫等；也適合病癒期間身體虛弱、營養不良，或陰虛內熱，稍微一動就滿身大汗，晚上睡覺會不自覺流汗的人食用。又因肺主皮毛，常吃燕窩可養肺陰，使皮膚光滑有彈性，達到美容功效。

秋季氣候多變，秋燥又容易影響肺部，此時可食用燕窩粥補肺滋陰，增強身體免疫能力，以預防疾病的發生。

作法

材料：燕窩十克、白米一杯、水約八至十杯、冰糖少許

步驟：❶燕窩以溫水泡一至兩小時，除去雜質，以清水洗淨。

❷鍋中加兩杯水煮開，放入燕窩泡至脹發。

❸白米洗淨，放入鍋中，把剩下的水倒進去，浸泡約三十分鐘，以大火煮滾。

❹轉小火，倒入燕窩與浸泡的水，蓋上鍋蓋，慢熬成粥。起鍋前以適量冰糖調味即可。

68

牛乳粥

性味　味甘，性平，歸心、肺、胃經

功效　健脾益胃，潤燥生津

忌避　對牛乳過敏、痰濕體質者避免食用

《千金翼》：「白石英、黑豆飼牛，取乳作粥，令人肥健。」按兼健脾、除疸黃。《本草拾遺》云：「水牛勝黃牛。」

《千金翼》記載：「用白石英、黑豆飼養牛隻，取牛乳煮粥，食用後令人身體健壯。」此外，牛乳粥還可以健脾、除黃疸。《本草拾遺》中說：「水牛的乳汁比黃牛好。」

牛乳是我們非常熟悉的食材，很多人早餐習慣飲用牛乳，而古人則以牛乳煮粥。李時珍認為：「牛乳粥補虛羸，老人煮粥甚宜。」當時人們就知道牛乳有補虛損、養心肺、解熱毒、潤皮膚等功效，是將牛乳當作補藥。

牛乳中營養豐富且全面，包括蛋白質、脂肪、醣類、鈣質、維生素A、B_2等成分，可做為補充營養的重要來源。但若患有乳糖不耐症，喝牛奶會腹瀉，則可用豆漿

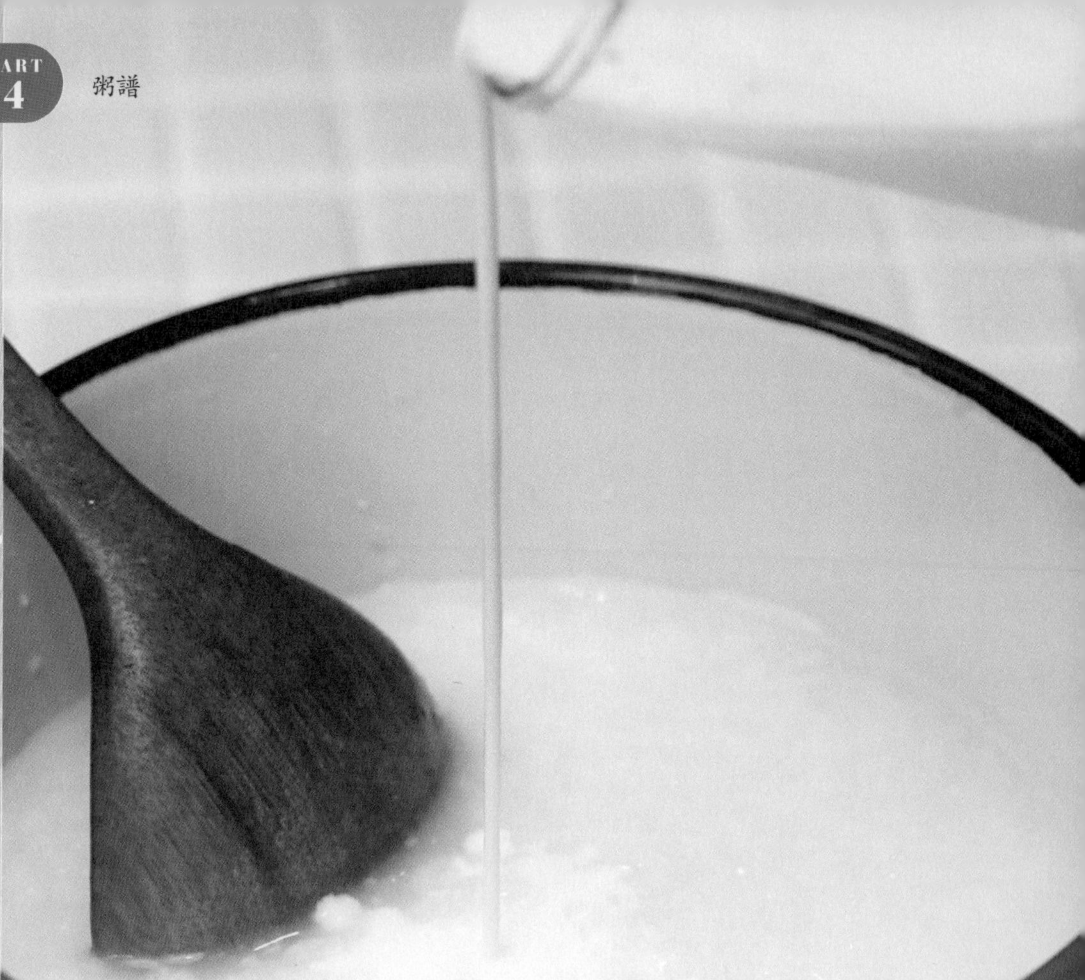

替代；體脂肪過高，可選擇脫脂牛乳入粥。也可以用羊乳來替代，羊乳性質偏溫，也更好消化。由於牛奶沸騰會破壞營養素，因此製作牛乳粥時，要先關火，再加入牛乳與粥拌勻。

作法

材料：鮮乳五百毫升、白米一杯
水約六至八杯、白糖少許

步驟：❶白米洗淨，放入鍋中，加足量的水，浸泡約三十分鐘，以大火煮滾。

❷轉小火，蓋上鍋蓋，慢熬成粥。

❸先關火，再倒入牛乳攪拌均勻。可添加適量白糖調味。

69

鴨汁粥

性味 味甘鹹，性微涼，歸脾、胃、肺、腎經

功效 滋陰養胃，利水消腫

忌避 脾胃虛寒、感冒咳嗽者避免食用

《食醫心鏡》：「治水病垂死，青頭鴨和五味煮粥。」按兼補虛除熱，利水道，止熱痢。《禽經》曰：「白者良，黑者毒；老者良，嫩者毒。」野鴨尤益病人。忌同胡桃、木耳、豆豉食。

《食醫心鏡》中提到：「以青頭鴨、米與五味煮粥，可治療嚴重水腫。」此外，鴨汁粥可以補虛除熱，利水道，止熱痢。《禽經》上指出：「白鴨良，黑鴨毒；老鴨良，小鴨毒。」鴨的種類多，以野鴨對病人功效最佳。食用鴨肉時，不可同時吃胡桃、木耳和豆豉。

鴨靠水而生，因此古人認為鴨性寒涼，有滋而不膩、補而不燥的特性，單純以鴨汁與米煮粥，對於虛弱疲累、水腫的人而言，是毫無負擔的清補佳品。而煮鴨汁粥時，以公鴨、老鴨功效較好。

鴨的成分包括蛋白質、脂肪、醣類、維生素B_1、B_2、E，肉中含有高量的紅色

纖維，質地更為細實多汁，所內含膠原蛋白與磷脂是鴨肉特殊風味的來源；與家畜比較，鴨肉中礦物質含量較高，因此，鴨肉更能補虛勞，適合陰虛火旺的人，如有大便乾燥、口乾、水腫等症狀者。尤其現代人睡眠不足，壓力大，常有虛火上升的現象，此時就可以食用鴨汁粥，滋陰養胃，清補身體。

作法

材料：公鴨一隻、蔥一支、薑三片、白米一杯、水適量、鹽少許、蔥末與薑末各少許

步驟：❶鴨處理乾淨剁塊，蔥切段，連同薑片放入鍋中，加入兩至三倍的水，以小火燉煮至鴨肉軟爛，過濾取汁備用。鴨汁可分次使用。

❷白米洗淨入鍋，加入部分鴨汁，如量不夠，則以水補滿至八杯，浸泡約三十分鐘，以大火煮滾。

❸轉小火，蓋上鍋蓋，慢熬成粥。

❹起鍋前撒上蔥末和薑末，並以適量的鹽調味即可。

70

雞汁粥

性味　味甘，性溫，歸脾、胃經

功效　補益氣血，溫補脾胃

忌避　感冒發燒、痰濕肥胖者避免食用

《食醫心鏡》：「治狂疾，用白雄雞。」又《奉親養老書》：「治腳氣，用烏骨雄雞。」按兼補虛養血。

《食醫心鏡》中記載：「治狂疾要用白色公雞。」《奉親養老書》則提到：「治腳氣病用烏骨公雞。」可見每種雞的性質不同。雞汁粥還有補虛養血的功效。

中醫認為雞汁粥可益五臟、補虛損、健脾胃、強筋骨。雞肉富含蛋白質，包括各種人體所需的必需氨基酸，以及鈣、磷、鉀、鐵、鎂等礦物質與維生素，營養豐富。雞隻經過長時間熬煮，養分溶入雞汁中，更容易吸收，與米煮成粥食用，可強身健體、預防老化，對於老年人體力衰退、病後虛弱等都有助益。

在傳統養生理論中，雞的使用有公母之分，公雞屬陽，溫補作用強；母雞屬陰，較溫和不燥熱，因此產婦、年老或身體虛弱者最好用母雞煮粥，尤其是老母雞的補益

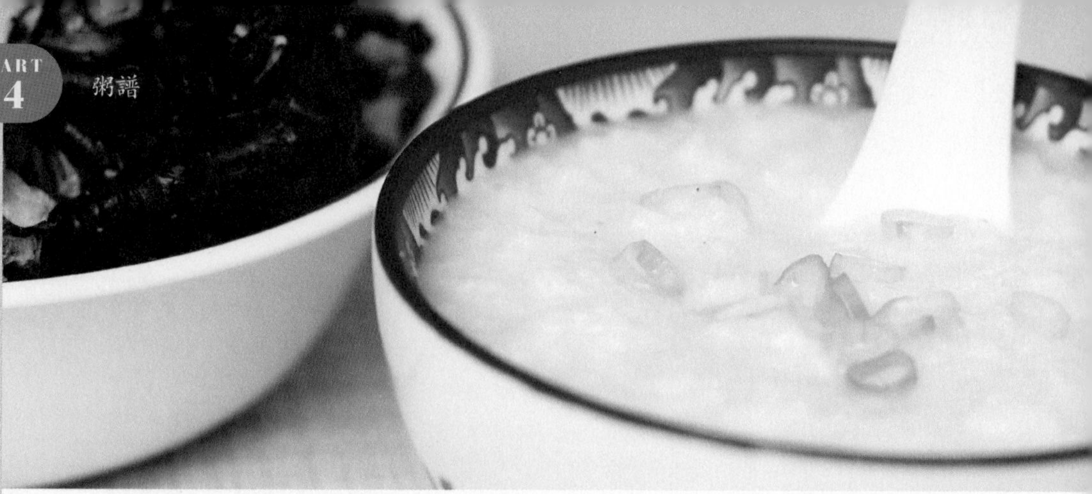

功效更佳。而冬季適合養腎防寒，由於中醫強調色黑入腎，此時可選擇用烏骨雞汁來煮粥。烏骨雞脂肪含量比一般雞隻更低，營養素含量更高，加上烏骨雞性平，較不會因滋補而燥熱。中老年人如在入冬之前就開始食用雞汁粥，即使在冬天也會感到溫暖滋潤，體力充沛，可預防受到風寒侵襲。

作法

材料：母雞一隻、蔥一支、薑三片、白米一杯
水適量、鹽和蔥花各少許

步驟：❶雞處理乾淨剁塊，蔥切段，連同薑片放入鍋中，加入兩至三倍的水，以小火燉煮至雞肉軟爛，過濾取汁備用。雞汁可分次使用，或放入冰箱冷藏後，除去上層雞油。
❷白米洗淨入鍋，加入部分雞汁，如量不夠，則以水補滿至八杯，浸泡約三十分鐘，以大火煮滾。
❸轉小火，蓋上鍋蓋，慢熬成粥。起鍋前以適量鹽調味，食用時再撒上少許蔥花。

71

鹿肉粥

性味　味甘，性溫，歸脾、胃、腎經

功效　補脾益氣，溫腎壯陽，強五臟

忌避　感染發燒、體質燥熱者避免食用

慈山參入。關東有風乾鹿肉條，酒微煮，碎切作粥，極香美。補中，益氣力，強五臟。

曹庭棟對於鹿肉有自己的見解，認為鹿肉不但有補益之效，而且滋味鮮美。關東地區有風乾的鹿肉條，以酒稍微煮過，切碎，與米同煮成粥，滋味極為香美，有調理脾胃、增強體力與促進身體機能的功效。

鹿肉是梅花鹿或馬鹿的肉，一般視為野味，在歐美國家比較常見，是肉類中的珍品。由於鹿肉蛋白質含量高、低脂肪與低膽固醇等特點，非常適合現代人的營養需求，近年來已經有人開始慢慢推廣，台灣目前也有專門飼養鹿隻的農場可購買鹿肉產品。

傳統醫學中認為鹿肉是純陽之物，可補虛損、壯陽益精，其補腎氣功效在常食用的肉類中是最高的。《本草綱目》中記載：「鹿肉可補虛羸，益氣力，強五臟，養血生容。」鹿肉具有豐富的維生素與礦物質，可調節神經系統，營養結構也容易被人體消化吸收。而根據相關研究顯示，鹿肉還有抗癌、防治心血管疾病、降低膽固醇的作用，雖屬於紅肉，但卻是健康食品。

鹿肉的瘦肉成分多，結締組織少，肉質鮮嫩，滋味鮮美，與米煮成粥，更能增添補益效果。「腎為先天之本」，中老年人隨著年紀漸長，腎氣漸衰，很適合多食用鹿肉粥，保持身體強健，增強免疫能力。

作法

材料：鹿肉約一百五十克、蔥白三支、薑三片、白米一杯、水約八至十杯、鹽少許

步驟：❶將鹿肉剁碎，蔥白和薑切末備用。

❷白米洗淨，放入鍋中，加足量的水，浸泡約三十分鐘，以大火煮滾。

❸轉小火，放入剁碎的鹿肉與薑末拌勻，蓋上鍋蓋，慢熬成粥。

❹起鍋前放入蔥末，並以適量鹽調味即可。

72

豬髓粥

性味 味甘，性平，歸腎經

功效 補陰益髓，益虛勞

忌避 高血脂患者避免食用

慈山參入。按《養老書》：「豬腎粥加蔥，治腳氣。」《肘後方》：「豬肝粥加綠豆，治溲澀。」皆罕補益。肉尤動風，煮粥無補。《丹溪心法》：「用脊髓治虛損補陰，兼填骨髓，入粥佳。」

曹庭棟查考各種豬內臟的文獻紀錄，發現《養老書》上提到：「豬腎粥加蔥可治腳氣病。」而《肘後方》也記載：「豬肝與綠豆、白米煮粥，可以治療小便困難。」幾乎不用於補益。豬肉尤其容易動風，煮粥沒有補益效果。但《丹溪心法》提到：「豬脊髓可治虛損、補陰，還能充填骨髓，用來煮粥特別好。」

豬髓是豬的骨髓，又稱為龍髓，小吃攤賣的龍髓湯，就是從豬脊骨中剔出白色的管狀物，與中藥一起熬湯食用。中醫認為豬髓是治療貧血與肺結核的妙藥，民間則熟知吃骨髓可以健骨強筋，是傳統滋養補身的藥膳。

豬骨髓中含有大量的蛋白質，其中有人體必需的各種氨基酸，結構也接近人體所

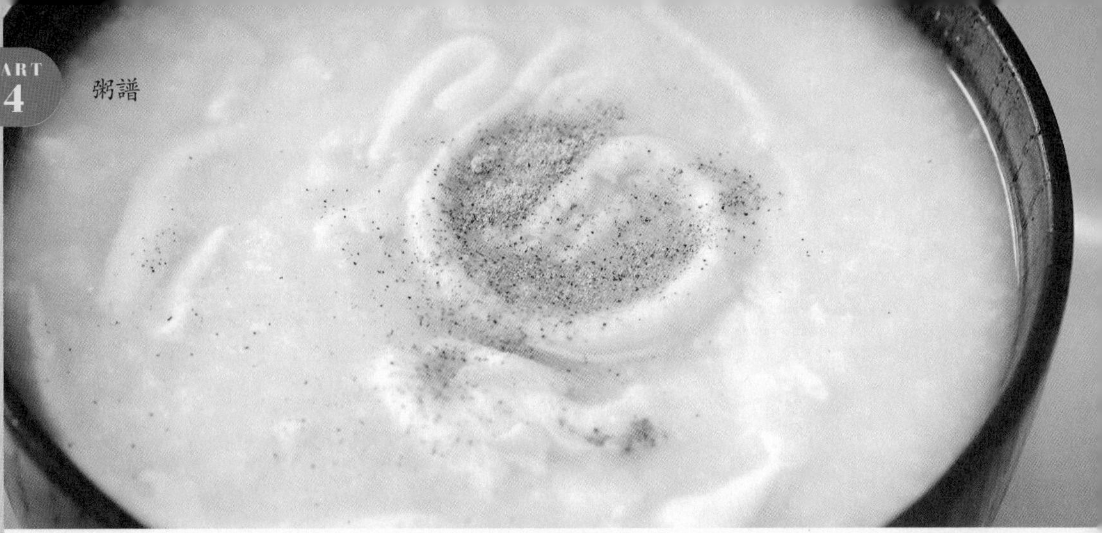

需的比例，因此很容易被人體吸收利用；還有鈣、鐵、鋅等礦物質與多種維生素，可以健骨補血，平穩情緒。此外，骨膠原更是美容聖品，多吃可以使皮膚光滑有彈性。豬髓與米煮粥，滋味更加順口，是非常適合高齡熟女食用的抗老粥品。不過，豬髓跟其他內臟一樣，都含有飽和脂肪酸與膽固醇，吃多了對身體會有負擔，要依照自己的體質適量食用。

作法

材料：豬骨髓約兩百公克、蔥白兩支、白米一杯
水約八至十杯、米酒一大匙、鹽與胡椒粉各少許

步驟：❶豬骨髓洗淨，以滾水汆燙，取出，沖淨後切段；蔥白切段備用。
❷白米洗淨入鍋，加足量的水，浸泡約三十分鐘，以大火煮滾。
❸轉小火，放入汆燙過的豬骨髓、米酒、蔥白段，蓋上鍋蓋，慢熬成粥。起鍋前以適量鹽和胡椒粉調味。

73

豬肚粥

性味　味甘，性微溫，歸脾、胃經

功效　補虛損，健脾胃

忌避　患感冒、高血脂、痛風者避免食用

《食醫心鏡》：「治消渴飲水，用雄豬肚，煮取濃汁，加豉作粥。」按兼補虛損，止暴痢，消積聚。《圖經本草》曰：「四季月宜食之。」

《食醫心鏡》中記載：「豬肚粥可治消渴症狀，作法是將雄豬肚加水煮取濃汁，再與米、豆豉煮成粥。」可以補益虛弱的身體，治療嚴重腹瀉，消除腸胃積食。《圖經本草》說：「豬肚粥一年四季都適合食用。」

豬肚是豬的胃，傳統中醫在藥膳食療方面，強調「以形治形，以臟補臟」，由此可見豬肚具有健胃效用，益氣補血，對於脾胃虛損造成的腹瀉、頻尿、胃下垂等疾病有助益。脾胃陰虛的人平日可以食用豬肚粥補養身體。

但由於豬肚的脂肪、膽固醇、普林均高，如有高血脂、痛風症狀的人不宜食用。而為了減少脂肪攝取，熬煮豬肚湯汁後，整鍋放入冰箱冷藏，煮粥前將上層結凍的油

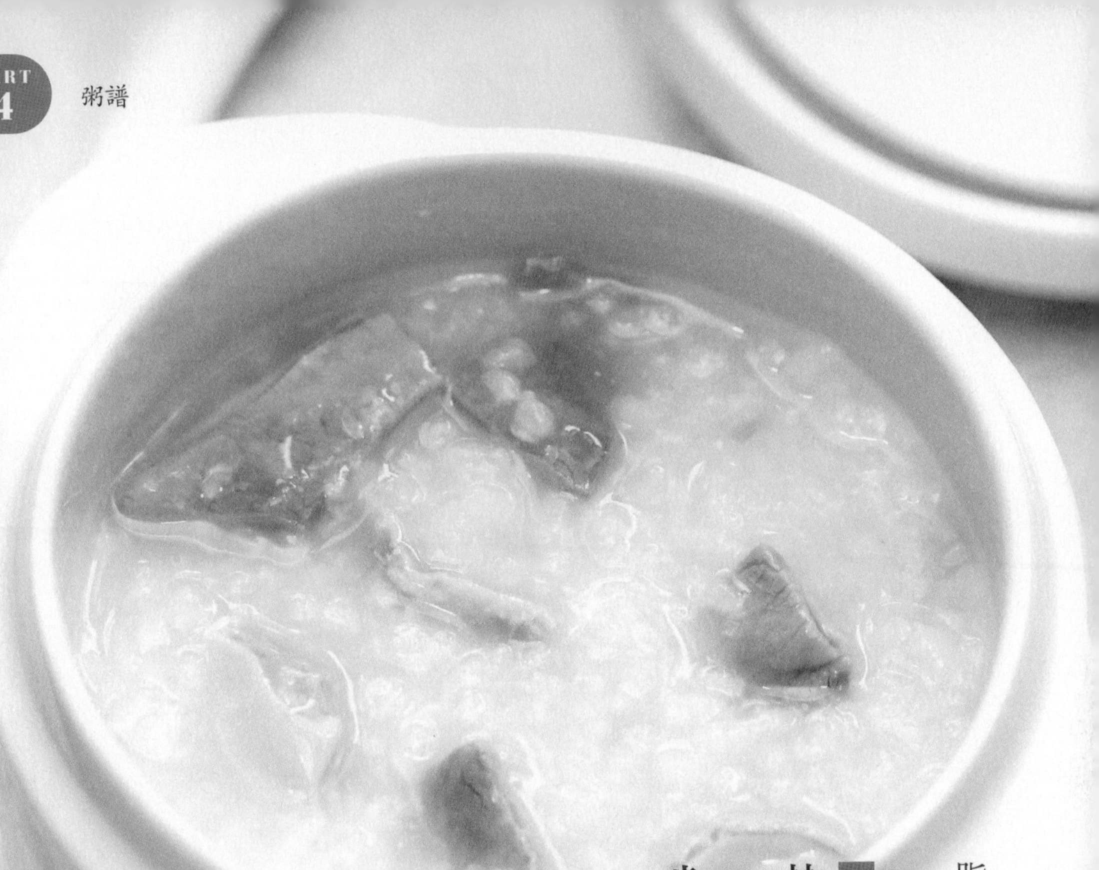

脂去除，可以吃得更健康。

作法

材料：豬肚一個、蔥一支、薑五片
白米一杯、水適量、鹽與胡椒粉各少許

步驟：❶豬肚洗淨後切小塊，蔥切段，連同薑片放入鍋中，加入兩至三倍的水，以小火燉煮至豬肚軟爛，挑去蔥薑，剩下豬肚與湯汁可分次取用。

❷白米洗淨入鍋，加入部分豬肚與湯汁，如量不夠，則以水補滿至八杯，浸泡約三十分鐘，以大火煮滾。

❸轉小火，蓋上鍋蓋，慢熬成粥。起鍋前以適量鹽、胡椒粉調味。

74

羊肉粥

性味 味甘，性溫，歸脾、腎經

功效 益氣補虛，溫中暖下

忌避 體質燥熱者避免食用

《飲膳正要》：「治骨蒸久冷，山藥蒸熟，研如泥，同肉下米作粥。」按兼補中益氣，開胃健脾，壯陽滋腎，療寒疝。杏仁同煮則易糜，胡桃同煮則不臊，銅器煮損陽。

《飲膳正要》上提到：「治療骨蒸、久冷症狀，可將山藥蒸熟，研磨成泥，與羊肉、米一起煮粥食用。」羊肉還可以補中益氣、開胃健脾、壯陽滋腎、治療寒疝，與杏仁同煮容易爛，加胡桃煮可去除羶味，但最好不要用銅器煮，吃了會損陽，有害身體。

羊肉是山羊或綿羊的肉，極具滋補功效。根據《本草綱目》記載，羊肉可以暖中補虛、開胃健力、滋腎氣、養肝明目、健脾健胃、補肺助氣。由於羊肉有補虛益氣、溫中暖胃的作用，一直以來是適合冬季食用的溫補食材。羊肉的蛋白質與鈣、鐵含量都高於豬肉和牛肉，單純以羊肉與米煮粥，比加了辛香料的羊肉爐等補品，對人體更加友善，常吃可以增加免疫能力，減少感染疾病的機會。

雖然俗話說「冬吃羊肉賽人參」，但現代人夏季窩在室內吹冷氣，戶外濕熱，又愛吃冰去暑，常會造成寒濕積聚在體內，產生水腫、疲累、腹瀉等狀況，此時可以吃些羊肉粥，驅除體內的寒氣，促進血液循環與代謝，才能改善體質。煮羊肉粥最好選擇瘦肉，營養成分較高，熱量較低，對身體健康更有助益。

作法

材料：羊肉半斤、蔥白兩支、白米一杯、水約八至十杯、鹽與胡椒粉各少許

步驟：❶羊肉剁碎，蔥白切末備用。

❷白米洗淨入鍋，加足量的水，浸泡約三十分鐘，以大火煮滾。

❸轉小火，放入剁碎的羊肉，攪拌均勻，蓋上鍋蓋，慢熬成粥。

❹起鍋前撒上蔥白末，並以適量鹽、胡椒粉調味。

75

羊肝粥

《多能鄙事》：「治目不能遠視。羊肝碎切，加韭子炒研，煎汁下米煮。」按兼治肝風虛熱、目赤，及病後失明。

性味　味甘苦，性涼，歸肝經

功效　補肝，明目，養血

忌避　高血脂患者避免食用

《多能鄙事》是明代收錄日常生活必備知識的百科，其中記載：「羊肝粥可治療眼睛無法遠視。作法是將羊肝切碎，加韭菜子炒過後，水煎取汁，再加入米煮成粥。」此外，羊肝粥還可以治療肝風虛熱、目赤，以及病後失明。

羊肝是山羊或綿羊的肝，中醫主要用於治療夜盲、乾眼症、視物不清等因肝血不足造成的眼疾，對於貧血、肺虛咳嗽、小便不利也都有助益。羊肝的營養成分有蛋白質、脂肪、醣類、抗壞血酸，維生素A、B_1、B_2、B_3與鈣、磷、鐵等礦物質，其中鐵質可以改善貧血，維生素A能舒緩眼睛疲勞，B群則有調節細胞新陳代謝、促進免疫系統與神經系統的功能。

煮粥可使用新鮮或冷凍的羊肝，將羊肝與米一起煮粥食用，可以調理虛弱的體質。上了年紀的人常會覺得眼睛乾澀、頭暈目眩、視力變模糊，有這些症狀可以吃羊肝粥來補血養肝，當肝臟獲得滋養後，就能開竅明目，也可預防白內障的發生。如果羊肝不易取得，也可用常見的豬肝、雞肝替代。

作法

材料：羊肝半副、蔥一支、薑一小塊、米酒一大匙、白米一杯水約八至十杯、鹽少許

步驟：❶將羊肝去膜，切片抓洗，去淨血水（或加水浸泡至少一小時，中途要換水）。蔥切段，薑切片備用。

❷燒一鍋水，水滾後先放入蔥段、薑片和米酒略煮，再將羊肝片入鍋汆燙，撈出放涼備用。

❸白米洗淨，放入鍋中，加足量的水，浸泡約三十分鐘，以大火煮滾。

❹轉小火，蓋上鍋蓋，慢熬成粥。起鍋前放入羊肝片，稍煮片刻，最後以適量的鹽調味。

76

羊脊骨粥

性味　味甘，性溫，歸腎經

功效　滋陰補髓，潤肺澤膚

忌避　感冒發熱時不宜食用

《千金食治方》：「治老人胃弱，以骨搥碎，煎取汁，入青粱米煮。」按兼治寒中羸瘦，止痢補腎，療腰痛。脊骨通督脈，用以治腎，尤有效。

《千金．食治》中提到：「治療老人胃弱症狀，可將羊脊骨敲碎，煎煮取汁，加入青粱米煮粥食用。」這道粥品還可以治療脾胃虛寒羸瘦，止痢補腎，對腰痛也有療效。而脊骨通督脈，用以治補腎氣，特別有效。

羊脊骨是山羊或綿羊的脊髓骨，把脊骨敲碎煮粥，可以煮出骨頭與脊髓的養分。傳統養生向來對骨髓中的營養十分重視，《本草綱目》記載羊髓可「潤肺氣、澤皮毛、滅疤痕」，代表食用羊髓可以滋養肺部，解除咳嗽痰少等呼吸道的狀況，又因肺主皮毛，皮膚也會變好；而攝取脊骨中養分可以生髓，對於改善再生不良性貧血也有助益。

以現代的營養觀點看羊脊骨，其中含有大量的礦物質，如磷酸鈣、碳酸鈣、碳酸鎂等，還有骨膠原、穀類黏蛋白等物質，都容易被人體吸收，因此，滋養效果明顯。身體衰弱的老年人，每當秋冬季節轉換時，或者沒有胃口不想吃飯時，食用羊脊骨粥，可以很快吸收養分，並且轉化成身體的能量，增強體力，入冬後就比較不會畏寒怕冷，容易感冒。從食物中獲取營養，天然又好吸收，這就是食療的優點。

作法

材料：羊脊骨約一千克、白米一杯、水適量、薑一小塊、蔥一支、鹽少許

步驟：❶羊脊骨洗淨，入沸水鍋汆燙，撈出，洗去雜質後敲碎，放入鍋中，再把薑切片放進去，加入約三倍的水，以大火煮滾，然後改小火熬煮數小時，熬出骨髓與骨頭中的養分，過濾出湯汁備用。

❷白米洗淨入鍋，倒入熬好的湯汁，若不足八杯量，則以水補足，浸泡約三十分鐘，開大火煮滾。

❸轉小火，蓋上鍋蓋，慢熬成粥。起鍋前以適量的鹽調味，將蔥切成蔥末撒上，即可食用。

77

羊腎粥

性味　味甘，性溫，歸肝、腎經
功效　補腎益氣，壯陽益精
忌避　陰虛火旺者避免食用

《飲膳正要》：「治陽氣衰敗，腰腳痛，加蔥白、枸杞葉，同五味煮汁，再和米煮。」又《食療心鏡》：「治腎虛精竭，加豉汁五味煮。」按兼治耳聾腳氣，方書每用為腎經引導。

《飲膳正要》為元代記錄飲食知識的書籍，裡面提到：「羊腎粥可治陽氣衰敗，腰腳痠痛，作法是將羊腎加上蔥白、枸杞葉，與五味熬煮取汁，再放入米煮成粥。」而《食療心鏡》則記載：「羊腎加豉汁、五味與米煮粥，可以治療腎虛精竭。」還兼治耳聾、腳氣等疾病，大多都是歸於腎經引導。

羊腎為山羊或綿羊的腎，又稱為羊腰子，許多方書中都提到羊腎的功效，主要是用於溫腎壯陽，對於腎虛勞損、腰膝痠軟、耳聾腦鳴、陽痿不舉、宮寒不孕等症狀，具有一定的療效。腎虛多半是長期勞損積累，忙碌的現代人非常容易腎氣不足，導致身心方面出現各種狀況，如記憶力衰退、情緒失控、白髮脫髮、視力減退、整體免疫力下降等，除了調整生活方式外，就要靠飲食的補養來改善。

古人以臟補臟，因此羊腎粥成為補腎藥膳。羊腎中含有豐富的營養，包括蛋白質、脂肪、膽固醇，以及鉀、鎂、鈣、磷、鐵等礦物質，與維生素A、B_1、B_2、B_3、C、E等。無論是體質虛弱的老年人，或者為事業打拚的壯年人，都可以食用羊腎粥來補腎氣，迅速恢復精力，從內而外保健身體。

作法

材料：羊腎一副、蔥一支、薑一小塊、白米一杯、水約八至十杯、鹽少許

步驟：❶羊腎去筋膜，洗淨切碎。蔥與薑切末備用。

❷白米洗淨，放入鍋中，加足量的水，浸泡約三十分鐘，以大火煮滾。

❸轉小火，放入羊腎、蔥末和薑末，蓋上鍋蓋，慢熬成粥，起鍋前以適量的鹽調味。

78

淡菜粥

性味　味甘，性溫，歸肝、腎經

功效　補肝腎，益精血，助腎陽，消癭瘤

忌避　脾胃虛寒者不宜多食

《行廚記要》：「止泄瀉，補腎。」按兼治勞傷，精血衰少，吐血、腸鳴、腰痛，又治癭，與海藻同功。《刊石藥驗》曰：「與蘿蔔或紫蘇、冬瓜，入米同煮，最益老人。」酌宜用之。

《行廚記要》中記載：「淡菜粥有止腹瀉、補腎的功效。」還能治療過度勞累引起的疾病，對於精血衰少，吐血、腸鳴、腰痛都有助益，又可消除甲狀腺腫大，與海藻功效相同。《刊石藥驗》亦指出：「將淡菜與蘿蔔或紫蘇、冬瓜加米煮成粥，老人食用後對健康十分有益。」可斟酌運用。

淡菜是貽貝科動物貽貝或厚殼貽貝的肉，又稱為海紅、殼菜、紅蛤等，通常經過煮熟晒乾等工序後便於儲存，而煮這道粥品用的就是乾貨。其為傳統醫學裡益陰補血的重要藥材，可以治精血衰少、腰膝痠軟、婦女帶下、月經不順、吐血久痢、甲狀腺腫大等病症。

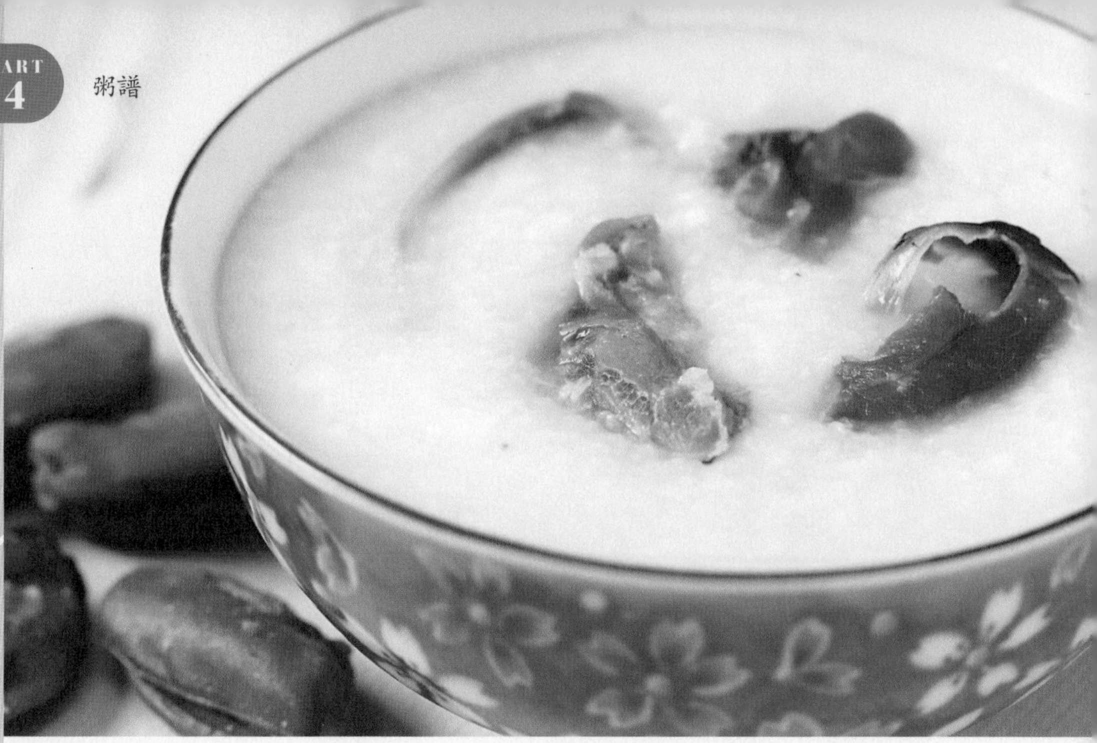

淡菜的蛋白質接近百分之六十，包括八種人體必備的氨基酸，此外，還有亞油酸與亞麻酸等多種不飽和脂肪酸，鈣、磷、鐵、鋅、碘等豐富的礦物質及維生素B_2、B_3，具有降血壓、血脂等作用，煮粥食用更能幫助吸收，增強滋補效果。以淡菜粥滋補養生，需要長期食用，但由於現今海水汙染問題，又不宜連續食用。因此，不妨與其他滋補粥品輪流吃，更能收養生之效。

作法

材料：淡菜約十個、白米一杯、水約八至十杯

步驟：❶淡菜用冷水泡至軟脹，除去內臟與雜質，洗淨，以滾水汆燙，撈出備用。

❷白米洗淨，連同淡菜放入鍋中，加足量的水，浸泡約三十分鐘，開大火煮滾。

❸轉小火，蓋上鍋蓋，慢熬成粥。

79

海參粥

性味　味甘鹹，性溫，歸肺、腎、大腸經

功效　滋腎補陰，養血抗衰

忌避　關節炎或糖尿病患不可多吃

《行廚記要》：「治瘻，溫下元。」按滋腎補陰。色黑入腎，亦從其類。先煮爛細切入米，加五味。

《行廚記要》記載：「海參粥可治療陽痿，調理腎虛。」還可以滋腎補陰。依循色黑入腎的原則，選用黑色的海參，將海參泡發處理好，切碎後加入米一起煮粥，最後再調味。

海參是生長在淺海岩石底的動物，有刺參、黑乳參、光參等品種，從中國黃海、渤海到福建廣東沿海都可見到，目前有人工養殖。以灰刺參品質最佳。其溫補滋養效果有如人參，因此有「海參」之名。古人將海參用於因腎虛引起的各種症狀，如陽痿、夢遺，以及養血、抗衰老等方面。

海參主要營養成分包括蛋白質、碳水化合物、維生素B_1、B_2、B_3、海參素、刺參

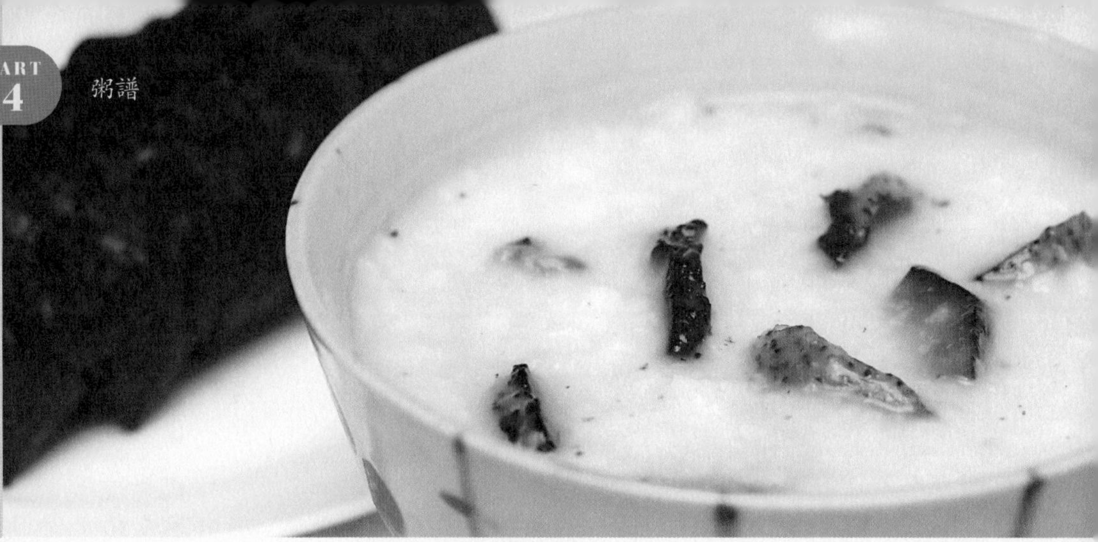

酸性黏多醣體、膠質、硫酸軟骨素、醣胺聚糖與鈣、磷、鐵等，含有豐富的養分與礦物質，脂肪與膽固醇含量卻極低，非常適合中老年人食用，其中的多醣體有利於恢復虛弱的身體與提高免疫力。煮海參粥時，海參最好是購買乾貨自行泡發，才能確保品質；如果是買已經泡發好的，要挑選乾淨無沙、肉質有彈性者，然後要多洗幾次，並以蔥薑水汆燙過，再入鍋與米同煮。

作法

材料：泡發好的海參一隻、蔥一支、薑絲少許、白米一杯
水約八至十杯、鹽與胡椒粉各少許

步驟：❶海參洗淨切片，蔥切絲備用。
❷白米洗淨，放入鍋中，加足量的水，浸泡約三十分鐘，以大火煮滾。
❸轉小火，放入海參片、蔥絲、薑絲，攪拌均勻，蓋上鍋蓋，慢熬成粥。起鍋前以適量鹽、胡椒粉調味。

80

鯉魚粥

性味 味甘，性平，歸脾、腎、肺經

功效 補脾健胃，利水消腫，通乳

忌避 癰腫疔瘡、濕疹、蕁麻疹、哮喘者避免食用

《壽域神方》：「治反胃，童便浸一宿，炮焦煮粥。」又《食醫心鏡》：「治咳嗽氣喘，用糯米。」按兼治水腫黃疸，利小便。

明代初期的《壽域神方》中記載：「鯉魚粥可以治反胃噁心，作法是將鯉魚用童子尿浸泡一晚，以鍋烘烤後煮粥。」《食醫心鏡》裡則提到：「治療咳嗽氣喘要用糯米。」此外，鯉魚粥兼治水腫、黃疸，還有利尿作用。

鯉魚是分布廣闊的淡水魚類，現今多為人工養殖。鯉魚肉中主要成分有蛋白質、脂肪、組織蛋白酶，維生素A、B_2、B_3與穀氨酸、甘氨酸、組氨酸等十多種游離氨基酸，以及鈣、磷、鐵等礦物質，營養豐富。《本草綱目》中提到，煮食鯉魚可以利尿，所以鯉魚主要用於消除水腫，也能治療黃疸、腳氣病、濕熱、咳喘等症狀，對於孕婦安胎、產婦通乳都有助益。

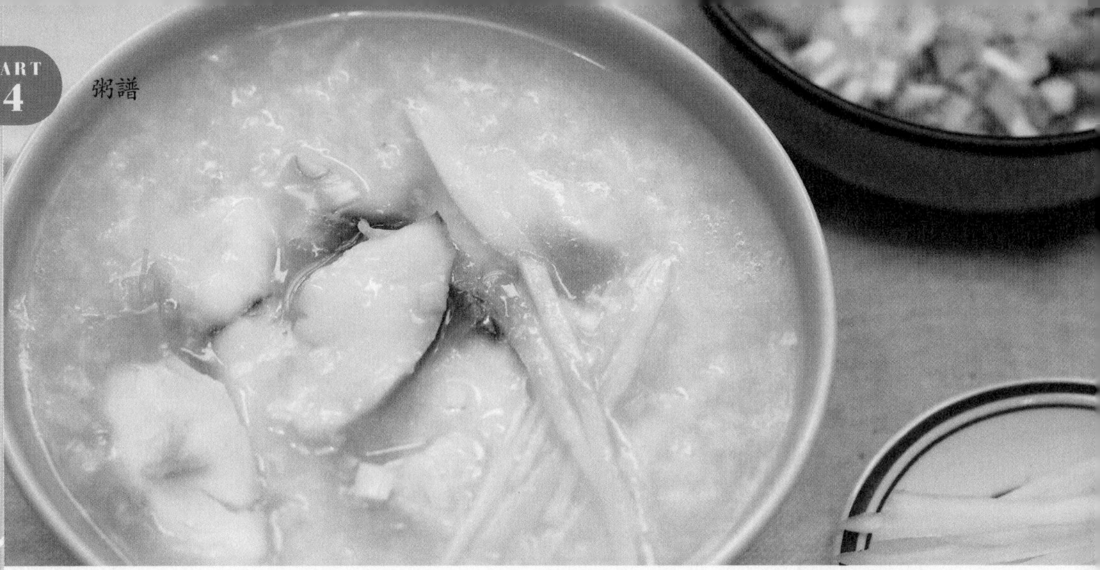

鯉魚的刺頗多，如果煮粥給老人家食用，最好先剔除魚刺再入粥，如此食用時不但方便，也能避免被刺卡到的意外。

作法

材料：鯉魚一尾、蔥一支、薑一塊、白米一杯
水適量、鹽和胡椒粉各少許

步驟：❶薑切四、五片與一小碟薑絲，蔥切末備用。

❷鯉魚洗淨入鍋，加水蓋過魚的高度，放入薑片，以小火將魚肉煮熟，放涼後取出魚，將大塊魚肉切下並與魚刺分離，再另外濾出湯汁備用。

❸白米洗淨，放入鍋中，倒入魚湯，湯汁不夠的部分，加水補足至八杯，浸泡約三十分鐘，然後以大火煮滾。

❹轉小火，蓋上鍋蓋，慢熬成粥。起鍋前放入魚肉、蔥末、薑絲，再稍煮片刻，最後以適量鹽、胡椒粉調味。

國家圖書館出版品預行編目資料

以粥養生：清代名著《老老恆言》粥品精選，保健防老，調整體質，活得快樂又長壽 /全方位保健推廣研究室編著. -- 初版. -- 臺北市：商周出版：家庭傳媒城邦分公司發行, 2015. 09
面； 公分. -- (商周養生館；51)
ISBN 978-986-272-883-3(平裝)

1.藥膳 2.食譜 3.飯粥

413.98 104017884

商周養生館 51

以粥養生

——清代名著《老老恆言》粥品精選，保健防老，調整體質，活得快樂又長壽

編　　著／全方位保健推廣研究室
審　　訂／陳玫妃
企畫選書／林淑華
責任編輯／林淑華
編輯協力／葛晶瑩

版　　權／翁靜如、林心紅、吳亭儀
行銷業務／陳昱潔、黃崇華
總 編 輯／黃靖卉
總 經 理／彭之琬
發 行 人／何飛鵬
法律顧問／台英國際商務法律事務所羅明通律師
出　　版／商周出版
台北市 104 民生東路二段 141 號 9 樓
電話：(02) 25007008　傳真：(02)25007759
E-mail：bwp.service@cite.com.tw
發　　行／英屬蓋曼群島商家庭傳媒股份有限公司城邦分公司
台北市中山區民生東路二段 141 號 2 樓
書虫客服服務專線：02-25007718；25007719
服務時間：週一至週五上午 09:30-12:00；下午 13:30-17:00
24 小時傳真專線：02-25001990；25001991
劃撥帳號：19863813；戶名：書虫股份有限公司
讀者服務信箱：service@readingclub.com.tw
城邦讀書花園 www.cite.com.tw
香港發行所／城邦（香港）出版集團
香港灣仔駱克道 193 號東超商業中心 1 樓 _ E-mail : hkcite@biznetvigator.com
電話：(852) 25086231　傳真：(852) 25789337
馬新發行所／城邦（馬新）出版集團【Cite (M) Sdn Bhd】
41, Jalan Radin Anum, Bandar Baru Sri Petaling, 57000 Kuala Lumpur, Malaysia.
電話：(603) 90578822　傳真：(603) 90576622

封面設計／行者創意
版面設計／林曉涵
內頁排版／林曉涵
攝　　影／葛晶瑩；（中藥材）商周資料室圖片提供
印　　刷／中原造像股份有限公司

■ 2015 年 9 月 29 日初版
■ 2015 年 10 月 20 日初版 3 刷
Printed in Taiwan
定價 340 元

城邦讀書花園
www.cite.com.tw

 ISBN 978-986-272-883-3

商周出版

廣　　告　　回　　函
北區郵政管理登記證
北臺字第**000791**號
郵資已付，免貼郵票

104　台北市民生東路二段141號2樓

英屬蓋曼群島商家庭傳媒股份有限公司城邦分公司　收

請沿虛線對摺，謝謝！

商周出版

書號：**BUD051**　　書名：**以粥養生**　　編碼：

請於此處用膠水黏貼

讀者回函卡

不定期好禮相贈！
立即加入：商周出版
Facebook 粉絲團

★感謝您購買《以粥養生》，凡於 2015/11/15 前填妥此回函寄回（郵戳為憑，傳真或影印無效），就有機會抽中【HAPPYCALL 李英愛真空循環 IH 壓力鍋】（售價 3,960 元）1 名，或由 IUSE 所提供的【柳宗理南部鐵器雙耳深鍋】（售價 5,680 元）2 名、【柳宗理單手鍋】（售價 2,610 元）2 名。

★請填入真實姓名、電話、地址、E-Mail 以利抽獎公布與通知。得獎名單將於 2015/11/30 公布在商周出版部落格（http://bwp25007008.pixnet.net/blog）與 Facebook 粉絲團。

★確認獲獎名單後，獎品將於一週內寄出。寄送地區僅限台、澎、金、馬，海外訂單恕無法參加此活動。

姓名：＿＿＿＿＿＿＿＿＿＿＿＿＿＿＿＿ 性別：□男 □女

生日：西元＿＿＿＿＿＿年＿＿＿＿＿＿月＿＿＿＿＿＿日

地址：＿＿＿＿＿＿＿＿＿＿＿＿＿＿＿＿＿＿＿＿＿＿＿＿

聯絡電話：＿＿＿＿＿＿＿＿＿＿ 傳真：＿＿＿＿＿＿＿＿＿

E-mail ：

學歷：□ 1. 小學 □ 2. 國中 □ 3. 高中 □ 4. 大學 □ 5. 研究所以上

職業：□ 1. 學生 □ 2. 軍公教 □ 3. 服務 □ 4. 金融 □ 5. 製造 □ 6. 資訊
□ 7. 傳播 □ 8. 自由業 □ 9. 農漁牧 □ 10. 家管 □ 11. 退休
□ 12. 其他＿＿＿＿＿＿＿＿＿＿＿＿＿＿＿＿＿＿

您從何種方式得知本書消息？
□ 1. 書店 □ 2. 網路 □ 3. 報紙 □ 4. 雜誌 □ 5. 廣播 □ 6. 電視
□ 7. 親友推薦 □ 8. 其他＿＿＿＿＿＿＿＿＿＿＿＿＿＿

您通常以何種方式購書？
□ 1. 書店 □ 2. 網路 □ 3. 傳真訂購 □ 4. 郵局劃撥 □ 5. 其他＿＿＿

您喜歡閱讀那些類別的書籍？
□ 1. 財經商業 □ 2. 自然科學 □ 3. 歷史 □ 4. 法律 □ 5. 文學
□ 6. 休閒旅遊 □ 7. 小說 □ 8. 人物傳記 □ 9. 生活、勵志 □ 10. 其他

對我們的建議：＿＿＿＿＿＿＿＿＿＿＿＿＿＿＿＿＿＿＿＿＿＿
＿＿＿＿＿＿＿＿＿＿＿＿＿＿＿＿＿＿＿＿＿＿＿＿＿＿＿＿
＿＿＿＿＿＿＿＿＿＿＿＿＿＿＿＿＿＿＿＿＿＿＿＿＿＿＿＿

請於此處用膠水黏貼

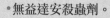

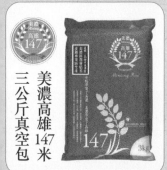

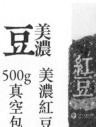